Medical Spanish:

A Workbook

Study Module 1

Audio Edition

by

Craig A. Sinkinson, M.D.

Medical University Press ™

Purchase this book: www.medicalspanishstore.com

Cover Art

Cover photography courtesy of Craig A. Sinkinson, M.D.

Disclaimer

This book does not provide medical advice, nor does it provide a basis for evaluating, diagnosing, or treating medical conditions. It is a collection of medical words and phrases in both English and Spanish. Only qualified medical personnel can evaluate, diagnose, and treat medical conditions.

Copyright

Publication

ISBN: 978-1-4536128-5-9

• First Personal Kindle publication: June 2010
• First Personal Digital Assistant Format (PDA) publication: June 2010
• First Computer Format (CPT) publication: June 2010
• First Paper publication: June 2010
• Printed in the U.S.A.

Trademark

Publisher

CA Sinkinson& Sons, LLC
6988 Pinehaven Road
Oakland, CA 94611-1018
MedicalUniversityPress@gmail.com
011-502-5525-6603
www.medicalspanishstore.com

Audio Files:

Over 2 hours of clear and crisp Spanish pronunciation, including essential phrases and vocabulary, can be purchased separately as *Medical Spanish: An Audio Companion, Volumes 1 and 2*.

Purchase the audio files at www. medicalspanishstore.com and other fine bookstores.

Table of Contents

Magic Verbs

Introduction

The problem with trying to learn a language is the way most teachers teach it. They get us far too involved in the minutiae of the language and torture us with lots of information that learners at any level just do not need to know.

What most Spanish teachers do is to concentrate on conjugating tons of verbs into every tense on earth. Then, they require students to memorize, memorize, and memorize more until their cups runneth over. Standard teaching also makes students worry *ad nauseum* about where to place adjectives, when to use articles, how to employ direct and indirect objects, and so on.

The unfortunate result of all this memorization and mental confusion is that students cannot make the words they want to speak flow easily past their lips. So instead of speaking the language and communicating – which is what learning a language is supposed to accomplish – students find themselves stammering and haltingly trying to remember what to say in which circumstance: Which verb should I use? Is the verb regular or irregular? And should I use it the present, imperfect, preterit, conditional, or future tense? ¡Ay, caramba!

No one doubts that learning grammar is important to speaking Spanish correctly. But suffocating oneself with rules, rules, and more rules is not the place for students to be. Indeed, such teaching is counterproductive because it makes a student's brain work overtime and spins their intellectual wheels in the sand.

A better method is what students agree is nothing less than revolutionary. The best way to teach students to communicate in Spanish begins with the "Magic Verbs."

Why are these verbs magic? The reasons are threefold: a) they make learning magically simple; b) these verbs are amongst the most common we use in everyday speech; and c) they readily allow the use of other verbs as unconjugated infinitives or barely conjugated participles. With the Magic Verbs, students can

1) ask all of the questions needed to take a medical history,
2) give all of the commands necessary to perform a physical exam,
3) explain diagnoses, and
4) implement an effective plan of therapy.

The idea is that, instead of cramming useless information into an already saturated cerebrum, the use of the Magic Verbs allows students to communicate effectively, rapidly, and coherently. And best of all, the necessary conjugations of the Magic Verbs are at an absolute minimum and mostly in the present tense.

The result is a paradox. Students who use this simple method actually develop wide versatility and complexity in their abilities to speak Spanish. Indeed, by using only the simplest tenses, the Magic Verbs allow students to say 85% of what they need to communicate to their patients.

As a part of conquering the Magic Verbs, students need to learn vocabulary words. This vocabulary primarily is in the form of verb infinitives and nouns. And fortunately, many of the vocabulary words sound the same in Medical English as in Medical Spanish.

This method, thus, provides a strong and practical foundation upon which students easily can build lasting communication skills. With just a few rules as guides, clinical communication in Spanish comes alive, even for the most novice speakers.

Tener + sustantivo

Tener (to have) plus a sustantivo (noun) allows speakers to ask questions, such as when taking a **history**, *and* to make statements, such as when providing **diagnoses**. The noun in this construction is key: it can be a symptom or a diagnosis. Simply conjugate tener into the 3rd person, singular, present tense - "tiene" - plug in the noun, and ask a question or make a statement.

- **History**

¿Tiene diabetes?	Do you have diabetes?
¿Tiene dolor?	Do you have pain?
¿Tiene moco de nariz?	Do you have mucus (pus) from your nose?
¿Tiene problemas con la vista?	Do you have visual problems?
¿Tiene ardor?	Do you have burning pain?

- **Diagnosis**

Tiene diabetes.	You have diabetes.
Tiene úlceras.	You have ulcers.
Tiene presión alta.	You have high blood pressure.
Tiene debilidad.	You have weakness.
Tiene caries dentales.	You have dental caries.

Tener + que + infinitivo

Tener (to have) plus “que” plus an infinitivo (infinitive) allows speakers to make statements, such as when performing a **physical examination** or giving **treatment** instructions. Speakers can use the infinitive of any verb with this construction. Simply conjugate tener into the 3rd person, singular, present tense - “tiene” - add “que”, and plug in the infinitive, and give a command or make a statement.

• **Physical Examination**

Tiene que abrir la boca. You have to open your mouth.

Tiene que cerrar los ojos. You have to close your eyes.

Tiene que tragar. You have to swallow.

Tiene que empuñar. You have to make a fist.

• **Treatment**

Tiene que tomar la medicina. You have to take the medicine.

Tiene que caminar dos veces al día. You have to walk twice daily.

Poder + infinitivo

Poder (to be able to) plus an infinitivo (infinitive) allows speakers to ask questions of patients, such as when taking a **history**, *and* to make statements, such as when performing a **physical examination** and providing **treatment** information. Speakers can use the infinitive of any verb with this construction. Simply conjugate poder into the 3rd person, singular, present tense - "puede" - plug in the infinitive, and ask a question or make a statement.

• **History**

¿Puede caminar?	Can you walk?
¿Puede dormir bien?	Can you sleep well?

• **Physical Examination**

¿Puede mirar mi dedo?	Can you look at my finger?
¿Puede abrir la boca?	Can you open your mouth?
¿Puede sentarse?	Can you sit down?

• **Treatment**

Puede tomar la medicina dos veces al día.	You can take the medicine twice daily.
Puede tomar aspirina.	You can take aspirin.
Puede caminar con ayuda.	You can walk with help.

Deber + infinitivo

Deber (to ought to or should) plus an infinitivo (infinitive) allows speakers to make statements, such as when providing **treatment** information. Speakers can use the infinitive of any verb with this construction. Simply conjugate deber into the 3rd person, singular, present tense - "debe" - plug in the infinitive, and ask make a statement.

• **Treatment**

Debe tomar la medicina dos veces al día.	You should take the medicine twice daily.
Debe tomar aspirina.	You should take aspirin.
Debe caminar con ayuda.	She ought to walk with help.
Debe respirar otra vez.	You should breath again.
Debe comer carne.	You should eat meat.

Querer + infinitivo

Querer (to want) plus an infinitivo (infinitive) allows speakers to make statements, such as when performing a **physical examination** or **procedures**. Speakers can use the infinitive of any verb with this construction. Simply conjugate querer into the 1st person, singular, present tense - "quiero" - plug in the infinitive, and make a statement.

• **Physical Exam**

Quiero escuchar los pulmones.	I want to listen to your lungs.
Quiero tocar los pulsos.	I want to feel your pulses.
Quiero examinar la nariz.	I want to examine your nose.
Quiero ver el movimiento.	I want to see the movement.

• **Procedures**

Quiero tomar una radiografía.	I want to get a radiograph.
Quiero sacar sangre.	I want to draw blood.

Ir +a + infinitivo

Ir (to go) plus a plus an infinitivo (infinitive) allows speakers to make statements, such as when performing a **physical examination** or **procedures** and providing **treatment** information. This construction is how most native, Spanish speakers form the future tense. The infinitive of any verb works well with this combination. Simply conjugate ir into the 1st or 3rd person, singular or 1st person plural - "voy", "va", "vamos" - plug in the infinitive, add "a", and make a statement.

• Physical Examination / Procedures

Voy a escuchar los pulmones.	I am going <u>to listen to</u> your lungs.
Voy a tocar los pulsos.	I am going <u>to feel</u> your pulses.
Va a examinar la nariz.	He is going <u>to examine</u> your nose.
Van a mirar el movimiento.	They are going <u>to watch</u> the movement.
Va a sacar sangre.	She is going <u>to draw</u> blood.

• Treatment

Voy a sacar la vesícula biliar.	I am going <u>to remove</u> your gallbladder.
Voy a darle una medicina muy fuerte.	I am going <u>to give</u> you a strong medicine.
Vamos a hacer la cirugía manaña.	We will <u>do</u> the surgery tomorrow.
Va a quedarse en el hospital por tres días.	You will <u>stay</u> in the hospital for three days.

Haber + participio pasado

Haber (to have – auxilliary) plus a participio pasado (past participle) allows speakers to ask questions of patients, such as when taking a **history**, *and* to make statements, such as when providing a **diagnosis** and **treatment** information. Speakers can use the infinitive of any verb to form the past participle and thus, create a past tense. Simply conjugate haber into the 3rd person, singular, present tense - "ha" - plug in the past participle, and ask a question or make a statement.

- **History**

¿Ha tenido moco de nariz?	Have you had mucus from your nose?
¿Alguna vez ha tenido diabetes?	Have you ever had diabetes?
¿Ha tenido dolor de estómago?	Have you had stomach pain?

- **Diagnosis**

Ha tomado la medicina incorectamente.	You have taken the medicine incorrectly.
Ha dañado el ligamento.	She has damaged her ligament.
Ha comido comida mala.	He has eaten bad food.

- **Treatment**

Ha hecho buen progresso.	You have made good progress.
Ha necesitado una medicina más fuerte.	You have needed a stronger medicine.

Past Participles

Rule 1:
The past participle in Spanish corresponds to the past participle of a verb in English:

Example:

go
gone
stay
stayed
eat
ate

Rule 2:
The formation of the past participle for "-ar" verbs in Spanish requires the addition of "-ado" after dropping the "-ar" of the infinitive:

Example:

llegar
llegado
hablar
hablado

Rule 3:
The formation of the past participle for "-er" verbs in Spanish requires the addition of "-ido" after dropping the "-er" of the infinitive:

Example:

beber
bebido
comer
comido
entender
entendido

Rule 4:
The formation of the past participle for "-ir" verbs in Spanish requires the addition of "-ido" after dropping the "-ir" of the infinitive:

Example:

salir
salido
pedir
pedido

Rule 5:
The formation of the past participle for **ir** and **ser** is regular:

Example:

ir
ido
ser
sido

Rule 6:
The formation of the past participle for "-er" and "-ir" verbs, in which the stem of the infinitive ends in a vowel, requires the use of an accented "- í -" after dropping the"-er" or the "-ir" of the infinitive:
Example:

caer
caído
oír
oído
creer
creído

Rule 7:
The past participle in Spanish does not change with number or gender:

Example:

He leído un libro.
I have read a book.
Ha visto tres mujeres.
He has seen three women.

Rule 8:
Use of the past participle with the auxiliary verb "haber" in Spanish forms the perfect tense:

Example:

He fumdo en la casa.
I have smoked in the house.
Hemos leído Cervantes.
We have read Cervantes.

Rule 9:
The formation of the past participle for the following verbs are irregular:

Example:

hacer
hecho
poner
puesto
romper
roto
ver
visto
volver
vuelto
abrir
abierto
cubrir
cubierto
decir
dicho
escribir
escrito
morir
muerto

Estar + participio presente

Estar (to be) plus a participio presente (present participle) allows speakers to ask questions of patients, such as when taking a history, *and* to make statements, such as when providing diagnostic and treatment information. Speakers can use the infinitive of any verb to form the present participle. Simply conjugate estar into the 3rd person, singular, present tense - "está" - plug in the present participle, and ask a question or make a statement.

• **History**

¿Está dormiendo bien?	Are you sleeping well?
¿Está comiendo suficiente comida?	Is she eating enough food?
¿Está vomitando?	Is he vomiting?

• **Diagnosis**

Está tomando mucho alcohol.	You are drinking a great deal of alcohol.
Está dañando las arterias con la grasa.	He is damaging his arteries with the fat.
Está teniendo un ataque de corzón.	You are having a heart attack.

• **Treatment**

Está necesitando más medicina.	You requiring more medicine.
Está comiendo bien después del tratamiento.	She is eating well after the treatment.

Present Participles

Rule 1:
The present participle in Spanish is the so-called "-ing" form or gerund of a verb in English:

Example:

go
going
stay
staying
eat
eating

Rule 2:
The formation of the present participle for "-ar" verbs in Spanish requires the addition of "-ando" after dropping the "-ar" of the infinitive:

Example:

llegar
llegando
hablar
hablando

Rule 3:
The formation of the present participle for "-er" verbs in Spanish requires the addition of "-iendo" after dropping the "-er" of the infinitive:

Example:

beber
bebiendo
comer
comiendo

Rule 4:
The formation of the present participle for "-ir" verbs in Spanish requires the addition of "-iendo" after dropping the "-ir" of the infinitive:

Example:

salir
saliendo
abrir
abriendo

Rule 5:
The formation of the present participle for "-ir" verbs, in which the vowel of the third-person, singular of the preterit tense changes, keeps the change when forming the gerund:

Example:

dormir	**durmió**	durmiendo
venir	**vino**	viniendo
pedir	**pidió**	pidiendo
sentir	**sintió**	sintiendo

Rule 6:
The formation of the present participle for "-er" and "-ir" verbs, in which the stem of the infinitive ends in a vowel, requires the addition of "-yendo" after dropping the"-er" or the "-ir" of the infinitive:

Example:

leer
leyendo
oír
oyendo

Rule 7:
The formation of the present participle for "ir" and "poder" are irregular:

Example:

ir
yendo
poder
pudiendo

Rule 8:
Use of the present participle in English is not always translated the same as in Spanish; the infinitive in Spansih sometimes serves the purpose of gerund use in English:

Example:

No fumar.
No smoking.
Leer es divertido.
Reading is fun.

Rule 9:
Use of the present participle in English is translated the same as in Spanish when the phrase has an actual or implied beginning with the following words: if, when, by, while, or because.

Example:

Fumando en la casa, Jose causa olores malas.
By smoking in the house, Jose causes bad odors.
Se entiende más leyendo.
One understands more by reading (if one reads).

Rule 10:
Use of the present participle with the verb "estar" in Spanish forms the progressive tense:

Example:

Estoy fumando en la casa.
I am smoking in the house.
Está leyendo Cervantes.
She is reading Cervantes.

Magic Verbs Summary

Chief Complaint / Present Illness

• Tener + Sustantivo

¿Tiene diabetes?	Do you have diabetes?
¿Tiene dolor?	Do you have pain?

• Poder + infinitivo

¿Puede caminar?	Can you walk?
¿Puede dormir bien?	Can you sleep well?

• Haber + participio pasado

¿Alguna vez ha tenido diabetes?	Have you ever had diabetes?
¿Ha tenido dolor de estómago?	Have you had stomach pain?

• Estar + participio presente

¿Está caminando bien?	Are you walking well?
¿Está vomitando?	Is he vomiting?

Medical History

• Tener + sustantivo

¿Tiene moco de nariz?	Do you have mucus from your nose?
¿Tiene ardor?	Do you have burning pain?

• Poder + infinitivo

¿Puede caminar?	Can you walk?
¿Puede dormir bien?	Can you sleep well?

• Haber + participio pasado

¿Ha tenido moco de nariz?	Have you had mucus from your nose?
¿Ha dormido bien?	Have you slept well?

• Estar + participio presente

¿Está durmiendo bien?	Are you sleeping well?
¿Está comiendo suficiente comida?	Is she eating enough food?

Past Medical History

- **Haber + participio pasado**

¿Ha tenido moco de nariz?	Have you had mucus from your nose?
¿Ha dormido bien?	Have you slept well?

Review of Systems

- **Haber + participio pasado**

¿Alguna vez, ha tenido tos?	Have you ever had cough?
¿Alguna vez, ha dormido bien?	Have you ever slept well?

Physical Exam / Evaluation

• Tener + que + infinitivo

Tiene que abrir la boca.	You have to open your mouth.
Tiene que empuñar.	You have to make a fist.

• Poder + infinitivo

¿Puede abrir la boca?	Can you open your mouth?
¿Puede sentarse?	Can you sit down?

• Querer + infinitivo

Quiero escuchar los pulmones.	I want to listen to your lungs.
Quiero examinar la nariz.	I want to examine your nose.

• Ir + a + infinitivo

Voy a tocar los pulsos.	I am going to feel your pulses.
Va a sacar sangre.	She is going to draw blood.

Diagnosis

• Tener + sustantivo

Tiene úlceras.	You have ulcers.
Tiene presión alta.	You have high blood pressure.

• Haber + participio pasado

Ha tomado la medicina incorectamente.	You have taken the medicine incorrectly.
Ha dañado el ligamento.	She has damaged her ligament.

• Estar + participio presente

Está tomando mucho alcohol.	You are drinking a great deal of alcohol.
Está teniendo un ataque de corzón.	You are having a heart attack.

Treatment

• Tener + que + infinitivo

Tiene que tomar la medicina.	You have to take the medicine.
Tiene que caminar dos veces al día.	You have to walk twice daily.

• Poder + infinitivo

Puede tomar la medicina dos veces al día.	You can take the medicine twice daily.
Puede caminar con ayuda.	You can walk with help.

• Deber + infinitivo

Debe tomar aspirina.	You should take aspirin.
Debe comer carne.	You should eat meat.

• Ir + a + infinitivo

Voy a darle una medicina muy fuerte.	I am going to give you a strong medicine.
Vamos a hacer la cirugía manaña.	We will do the surgery tomorrow.

• Haber + participio pasado

Ha hecho buen progresso.	You have made good progress.
Ha necesitado una medicina más fuerte.	You have needed a stronger medicine.

• Estar + participio presente

Está necesitando más medicina.	You requiring more medicine.
Está comiendo bien después del tratamiento.	She is eating well after the treatment.

Magic Verbs Practice

¿Tiene moco de nariz?	Do you have mucus from your nose?
¿Tiene ardor?	Do you have burning pain?
Tiene diabetes.	You have diabetes.
Tiene úlceras.	You have ulcers.
Tiene caries dentales.	You have dental caries.
Está tomando mucho alcohol.	You are drinking a great deal of alcohol.
Está dañando las arterias con la grasa.	He is damaging his arteries with the fat.
Tiene que abrir la boca.	You have to open your mouth.
Tiene que cerrar los ojos.	You have to close your eyes.
Tiene que tomar la medicina.	You have to take the medicine.
Tiene que caminar dos veces al día.	You have to walk twice daily.
¿Puede caminar?	Can you walk?
¿Puede dormir bien?	Can you sleep well?
¿Tiene diabetes?	Do you have diabetes?
¿Tiene dolor?	Do you have pain?

Puede caminar con ayuda.	You can walk with help.
Puede respirar otra vez.	You can breath again.
Puede comer carne.	You can eat meat.
¿Ha tenido moco de nariz?	Have you had mucus from your nose?
Voy a escuchar los pulmones.	I am going to to listen to your lungs.
Voy a tocar los pulsos.	I am going to feel your pulses.
¿Ha comido hoy?	Have you eaten today?
¿Alguna vez ha tenido diabetes?	Have you ever had diabetes?
¿Ha tenido dolor de estómago?	Have you had stomach pain?
¿Ha dormido bien?	Have you slept well?
Ha fracturado el tobillo.	You have fractured your ankle.
Ha tomado la medicina incorectamente.	You have taken the medicine incorrectly.
Debe comer carne.	You should eat meat.
Ha comido comida mala.	He has eaten bad food
Ha hecho buen progresso.	You have made good progress.
Debe tomar la medicina dos veces al día.	You should take the medicine twice daily.

Debe tomar aspirina.	You should take aspirin.
Debe caminar con ayuda.	She ought to walk with help.
Debe respirar otra vez.	You should breath again.
Debe comer carne.	You should eat meat.
Quiero escuchar los pulmones.	I want to listen to your lungs.
Quiero tocar los pulsos.	I want to feel your pulses.
Quiero examinar la nariz.	I want to examine your nose.
Tiene que tragar.	You have to swallow.
Tiene que empuñar.	You have to make a fist.
Quiero ver el movimiento.	I want to see the movement.
Quiero sacar sangre.	I want to draw blood.
Va a examinar la nariz.	He is going to examine your nose.
¿Puede sentarse?	Can you sit down?
Puede tomar la medicina dos veces al día.	You can take the medicine twice daily.
Puede tomar aspirina.	You can take aspirin.
Van a mirar el movimiento.	They are going to watch the movement.

Va a sacar sangre.	She is going to draw blood.
¿Está caminando bien?	Are you walking well?
¿Está dormiendo bien?	Are you sleeping well?
¿Puede mirar mi dedo?	Can you look at my finger?
¿Puede abrir la boca?	Can you open your mouth?
¿Está comiendo suficiente comida?	Is she eating enough food?
¿Está vomitando?	Is he vomiting?
¿Está embarazada?	Are you pregnant?
Está teniendo un ataque de corzón.	You are having a heart attack.
Ha dañado el ligamento.	She has damaged her ligament.
Está necesitando más medicina.	You requiring more medicine.
Tiene presión alta.	You have high blood pressure.
Tiene debilidad.	You have weakness.
Está comiendo bien después del tratamiento.	She is eating well after the treatment.
¿Tiene problems con la vista?	Do you have visual problems?

Magic Verbs Conjugations

tener : to have

Infinitivo
(Infinitive)
tener : to have

Gerundio
(Present Participle)
teniendo

Participio Pasado
(Past Participle)
tenido

Presente de Indicativo
(Present Indicative)

tengo
tienes
tiene

tenemos
tenéis
tienen

Pretérito
(Preterit)

tuve
tuviste
tuvo

tuvimos
tuvisteis
tuvieron

Imperfecto de Indicativo
(Imperfect Indicative)

tenía
tenías
tenía

teníamos
teníais
tenían

Futuro
(Future)

tendré
tendrás
tendrá

tendremos
tendréis
tendrán

Condicional Simple
(Conditional)

tendría
tendrías
tendría

tendríamos
tendríais
tendrían

Presente de Subjuntivo
(Present Subjunctive)

tenga
tengas
tenga

tengamos
tengáis
tengan

Imperfecto de Subjuntivo
(Imperfect Subjunctive)

tuviera or tuviese
tuvieras or tuvieses
tuviera or tuviese

tuviéramos or tuviésemos
tuvierais or tuvieseis
tuvieran or tuviesen

Imperativo - Affirmativo
(Command - Affirmative)

(N/A)
ten
tenga

(N/A)
tened
tengan

Imperativo - Negativo
(Command - Negative)

(N/A)
no tengas
no tenga

(N/A)
no tengáis
no tengan

Perfecto de Indicativo
(Present Perfect)

he tenido
has tenido
ha tenido

hemos tenido
habéis tenido
han tenido

Pluscuamperfecto de Indicativo
(Past Perfect)

había tenido
habías tenido
había tenido

habíamos tenido
habíais tenido
habían tenido

Futuro Perfecto
(Future Perfect)

habré tenido
habrás tenido
habrá tenido

habremos tenido
habréis tenido
habrán tenido

Condicional Compuesto
(Conditional Perfect)

habría tenido
habrías tenido
habría tenido

habríamos tenido
habríais tenido
habrían tenido

Perfecto de Subjuntivo
(Past Subjunctive)

haya tenido
hayas tenido
haya tenido

hayamos tenido
hayáis tenido
hayan tenido

Pluscuamperfecto de Subjuntivo
(Past Perfect Subjunctive)

hubiera tenido
hubieras tenido
hubiera tenido

hubiéramos tenido
hubierais tenido
hubieran tenido

Presente Progressivo
(Progressive Present)

estoy teniendo
estás teniendo
está teniendo

estamos teniendo
estáis teniendo
estan teniendo

Pasado Progressivo
(Progressive Past)

estaba teniendo
estabas teniendo
estaba teniendo

estábamos teniendo
estabais teniendo
estaban teniendo

Futuro Progressivo
(Progressive Future)

estaré teniendo
estarás teniendo
estará teniendo

estaremos teniendo
estaréis teniendo
estarán teniendo

Condicional Progressivo
(Progressive Conditional)

estaría teniendo
estarías teniendo
estaría teniendo

estaríamos teniendo
estarías teniendo
estarían teniendo

poder : to be able to

Infinitivo
(Infinitive)
poder : to be able to

Gerundio
(Present Participle)
pudiendo

Participio Pasado
(Past Participle)
podido

Presente de Indicativo
(Present Indicative)

puedo
puedes
puede

podemos
podéis
pueden

Pretérito
(Preterit)

pude
pudiste
pudo

pudimos
pudisteis
pudieron

Imperfecto de Indicativo
(Imperfect Indicative)

podía
podías
podía

podíamos
podíais
podían

Futuro
(Future)

podré
podrás
podrá

podremos
podréis
podrán

Condicional Simple
(Conditional)

podría
podrías
podría

podríamos
podríais
podrían

Presente de Subjuntivo
(Present Subjunctive)

pueda
puedas
pueda

podamos
podáis
puedan

Imperfecto de Subjuntivo
(Imperfect Subjunctive)

pudiera or pudiese
pudieras or pudieses
pudiera or pudiese

pudiéramos or pudiésemos
pudierais or pudieseis
pudieran or pudiesen

Imperativo - Affirmativo
(Command - Affirmative)

(N/A)
puede
pueda

(N/A)
poded
puedan

Imperativo - Negativo
(Command - Negative)

(N/A)
no puedas
no pueda

(N/A)
no podáis
no puedan

Perfecto de Indicativo
(Present Perfect)

he podido
has podido
ha podido

hemos podido
habéis podido
han podido

Pluscuamperfecto de Indicativo
(Past Perfect)

había podido
habías podido
había podido

habíamos podido
habíais podido
habían podido

Futuro Perfecto
(Future Perfect)

habré podido
habrás podido
habrá podido

habremos podido
habréis podido
habrán podido

Condicional Compuesto
(Conditional Perfect)

habría podido
habrías podido
habría podido

habríamos podido
habríais podido
habrían podido

Perfecto de Subjuntivo
(Past Subjunctive)

haya podido
hayas podido
haya podido

hayamos podido
hayáis podido
hayan podido

Pluscuamperfecto de Subjuntivo
(Past Perfect Subjunctive)

hubiera podido
hubieras podido
hubiera podido

hubiéramos podido
hubierais podido
hubieran podido

Presente Progressivo
(Progressive Present)

estoy pudiendo
estás pudiendo
está pudiendo

estamos pudiendo
estáis pudiendo
estan pudiendo

Pasado Progressivo
(Progressive Past)

estaba pudiendo
estabas pudiendo
estaba pudiendo

estábamos pudiendo
estabais pudiendo
estaban pudiendo

Futuro Progressivo
(Progressive Future)

estaré pudiendo
estarás pudiendo
estará pudiendo

estaremos pudiendo
estaréis pudiendo
estarán pudiendo

Condicional Progressivo
(Progressive Conditional)

estaría pudiendo
estarías pudiendo
estaría pudiendo

estaríamos pudiendo
estarías pudiendo
estarían pudiendo

deber : to ought or should

Infinitivo
(Infinitive)
deber : to must

Gerundio
(Present Participle)
debiendo

Participio Pasado
(Past Participle)
debido

Presente de Indicativo
(Present Indicative)

debo
debes
debe

debemos
debéis
deben

Pretérito
(Preterit)

debí
debiste
debió

debimos
debisteis
debieron

Imperfecto de Indicativo
(Imperfect Indicative)

debía
debías
debía

debíamos
debíais
debían

Futuro
(Future)

deberé
deberás
deberá

deberemos
deberéis
deberán

Condicional Simple
(Conditional)

debería
deberías
debería

deberíamos
deberíais
deberían

Presente de Subjuntivo
(Present Subjunctive)

deba
debas
deba

debamos
debáis
deban

Imperfecto de Subjuntivo
(Imperfect Subjunctive)

debiera or debiese
debieras or debieses
debiera or debiese

debiéramos or debiésemos
debierais or debieseis
debieran or debiesen

Imperativo - Affirmativo
(Command - Affirmative)

(N/A)
debe
deba

(N/A)
debed
deban

Imperativo - Negativo
(Command - Negative)

(N/A)
no debas
no deba

(N/A)
no debáis
no deban

Perfecto de Indicativo
(Present Perfect)

he debido
has debido
ha debido

hemos debido
habéis debido
han debido

Pluscuamperfecto de Indicativo
(Past Perfect)

había debido
habías debido
había debido

habíamos debido
habíais debido
habían debido

Futuro Perfecto
(Future Perfect)

habré debido
habrás debido
habrá debido

habremos debido
habréis debido
habrán debido

Condicional Compuesto
(Conditional Perfect)

habría debido
habrías debido
habría debido

habríamos debido
habríais debido
habrían debido

Perfecto de Subjuntivo
(Past Subjunctive)

haya debido
hayas debido
haya debido

hayamos debido
hayáis debido
hayan debido

Pluscuamperfecto de Subjuntivo
(Past Perfect Subjunctive)

hubiera debido
hubieras debido
hubiera debido

hubiéramos debido
hubierais debido
hubieran debido

Presente Progressivo
(Progressive Present)

estoy debiendo
estás debiendo
está debiendo

estamos debiendo
estáis debiendo
estan debiendo

Pasado Progressivo
(Progressive Past)

estaba debiendo
estabas debiendo
estaba debiendo

estábamos debiendo
estabais debiendo
estaban debiendo

Futuro Progressivo
(Progressive Future)

estaré debiendo
estarás debiendo
estará debiendo

estaremos debiendo
estaréis debiendo
estarán debiendo

Condicional Progressivo
(Progressive Conditional)

estaría debiendo
estarías debiendo
estaría debiendo

estaríamos debiendo
estarías debiendo
estarían debiendo

querer : to want, to wish

Infinitivo
(Infinitive)
querer : to want, to wish, to love

Gerundio
(Present Participle)
queriendo

Participio Pasado
(Past Participle)
querido

Presente de Indicativo
(Present Indicative)

quiero
quieres
quiere

queremos
queréis
quieren

Pretérito
(Preterit)

quise
quisiste
quiso

quisimos
quisisteis
quisieron

Imperfecto de Indicativo
(Imperfect Indicative)

quería
querías
quería

queríamos
queríais
querían

Futuro
(Future)

querré
querrás
querrá

querremos
querréis
querrán

Condicional Simple
(Conditional)

querría
querrías
querría

querríamos
querríais
querrían

Presente de Subjuntivo
(Present Subjunctive)

quiera
quieras
quiera

queramos
queráis
quieran

Imperfecto de Subjuntivo
(Imperfect Subjunctive)

quisiera or quisiese
quisieras or quisieses
quisiera or quisiese

quisiéramos or quisiésemos
quisierais or quisieseis
quisieran or quisiesen

Imperativo - Affirmativo
(Command - Affirmative)

(N/A)
quiere
quiera

(N/A)
quered
quieran

Imperativo - Negativo
(Command - Negative)

(N/A)
no quieras
no quiera

(N/A)
no queráis
no quieran

Perfecto de Indicativo
(Present Perfect)

he querido
has querido
ha querido

hemos querido
habéis querido
han querido

Pluscuamperfecto de Indicativo
(Past Perfect)

había querido
habías querido
había querido

habíamos querido
habíais querido
habían querido

Futuro Perfecto
(Future Perfect)

habré querido
habrás querido
habrá querido

habremos querido
habréis querido
habrán querido

Condicional Compuesto
(Conditional Perfect)

habría querido
habrías querido
habría querido

habríamos querido
habríais querido
habrían querido

Perfecto de Subjuntivo
(Past Subjunctive)

haya querido
hayas querido
haya querido

hayamos querido
hayáis querido
hayan querido

Pluscuamperfecto de Subjuntivo
(Past Perfect Subjunctive)

hubiera querido
hubieras querido
hubiera querido

hubiéramos querido
hubierais querido
hubieran querido

Presente Progressivo
(Progressive Present)

estoy queriendo
estás queriendo
está queriendo

estamos queriendo
estáis queriendo
estan queriendo

Pasado Progressivo
(Progressive Past)

estaba queriendo
estabas queriendo
estaba queriendo

estábamos queriendo
estabais queriendo
estaban queriendo

Futuro Progressivo
(Progressive Future)

estaré queriendo
estarás queriendo
estará queriendo

estaremos queriendo
estaréis queriendo
estarán queriendo

Condicional Progressivo
(Progressive Conditional)

estaría queriendo
estarías queriendo
estaría queriendo

estaríamos queriendo
estarías queriendo
estarían queriendo

ir : to go

Infinitivo
(Infinitive)
ir : to go

Gerundio
(Present Participle)
yendo

Participio Pasado
(Past Participle)
ido

Presente de Indicativo
(Present Indicative)

voy
vas
va

vamos
vais
van

Pretérito
(Preterit)

fui
fuiste
fue

fuimos
fuisteis
fueron

Imperfecto de Indicativo
(Imperfect Indicative)

iba
ibas
iba

íbamos
ibais
iban

Futuro
(Future)

iré
irás
irá

iremos
iréis
irán

Condicional Simple
(Conditional)

iría
irías
iría

iríamos
iríais
irían

Presente de Subjuntivo
(Present Subjunctive)

vaya
vayas
vaya

vayamos
vayáis
vayan

Imperfecto de Subjuntivo
(Imperfect Subjunctive)

fuera or fuese
fueras or fueses
fuera or fuese

fuéramos or fuésemos
fuerais or fueseis
fueran or fuesen

Imperativo - Affirmativo
(Command - Affirmative)

(N/A)
ve
vaya

(N/A)
id
vayan

Imperativo - Negativo
(Command - Negative)

(N/A)
no vayas
no vaya

(N/A)
no vayáis
no vayan

Perfecto de Indicativo
(Present Perfect)

he ido
has ido
ha ido

hemos ido
habéis ido
han ido

Pluscuamperfecto de Indicativo
(Past Perfect)

había ido
habías ido
había ido

habíamos ido
habíais ido
habían ido

Futuro Perfecto
(Future Perfect)

habré ido
habrás ido
habrá ido

habremos ido
habréis ido
habrán ido

Condicional Compuesto
(Conditional Perfect)

habría ido
habrías ido
habría ido

habríamos ido
habríais ido
habrían ido

Perfecto de Subjuntivo
(Past Subjunctive)

haya ido
hayas ido
haya ido

hayamos ido
hayáis ido
hayan ido

Pluscuamperfecto de Subjuntivo
(Past Perfect Subjunctive)

hubiera ido
hubieras ido
hubiera ido

hubiéramos ido
hubierais ido
hubieran ido

Presente Progressivo
(Progressive Present)

estoy yendo
estás yendo
está yendo

estamos yendo
estáis yendo
estan yendo

Pasado Progressivo
(Progressive Past)

estaba yendo
estabas yendo
estaba yendo

estábamos yendo
estabais yendo
estaban yendo

Futuro Progressivo
(Progressive Future)

estaré yendo
estarás yendo
estará yendo

estaremos yendo
estaréis yendo
estarán yendo

Condicional Progressivo
(Progressive Conditional)

estaría yendo
estarías yendo
estaría yendo

estaríamos yendo
estarías yendo
estarían yendo

haber : to have (auxiliary)

Infinitivo
(Infinitive)
haber : to have, to have to

Gerundio
(Present Participle)
habiendo

Participio Pasado
(Past Participle)
habido

Presente de Indicativo
(Present Indicative)

he
has
ha

hemos
habéis
han

Pretérito
(Preterit)

hube
hubiste
hubo

hubimos
hubisteis
hubieron

Imperfecto de Indicativo
(Imperfect Indicative)

había
habías
había

habíamos
habíais
habían

Futuro
(Future)

habré
habrás
habrá

habremos
habréis
habrán

Condicional Simple
(Conditional)

habría
habrías
habría

habríamos
habríais
habrían

Presente de Subjuntivo
(Present Subjunctive)

haya
hayas
haya

hayamos
hayáis
hayan

Imperfecto de Subjuntivo
(Imperfect Subjunctive)

hubiera or hubiese
hubieras or hubieses
hubiera or hubiese

hubiéramos or hubiésemos
hubierais or hubieseis
hubieran or hubiesen

Imperativo - Affirmativo
(Command - Affirmative)

(N/A)
he
haya

(N/A)
habed
hayan

Imperativo - Negativo
(Command - Negative)

(N/A)
no hayas
no haya

(N/A)
no hayáis
no hayan

Perfecto de Indicativo
(Present Perfect)

he habido
has habido
ha habido

hemos habido
habéis habido
ha habido

Pluscuamperfecto de Indicativo
(Past Perfect)

había habido
habías habido
había habido

habíamos habido
habíais habido
habían habido

Futuro Perfecto
(Future Perfect)

habré habido
habrás habido
habrá habido

habremos habido
habréis habido
habrán habido

Condicional Compuesto
(Conditional Perfect)

habría habido
habrías habido
habría habido

habríamos habido
habríais habido
habrían habido

Perfecto de Subjuntivo
(Past Subjunctive)

haya habido
hayas habido
haya habido

hayamos habido
hayáis habido
hayan habido

Pluscuamperfecto de Subjuntivo
(Past Perfect Subjunctive)

hubiera habido
hubieras habido
hubiera habido

hubiéramos habido
hubierais habido
hubieran habido

Presente Progressivo
(Progressive Present)

estoy habiendo
estás habiendo
está habiendo

estamos habiendo
estáis habiendo
estan habiendo

Pasado Progressivo
(Progressive Past)

estaba habiendo
estabas habiendo
estaba habiendo

estábamos habiendo
estabais habiendo
estaban habiendo

Futuro Progressivo
(Progressive Future)

estaré habiendo
estarás habiendo
estará habiendo

estaremos habiendo
estaréis habiendo
estarán habiendo

Condicional Progressivo
(Progressive Conditional)

estaría habiendo
estarías habiendo
estaría habiendo

estaríamos habiendo
estarías habiendo
estarían habiendo

estar : to be

Infinitivo
(Infinitive)
estar : to be

Presente de Indicativo
(Present Indicative)

estoy
estás
está

estamos
estáis
están

Pretérito
(Preterit)

estuve
estuviste
estuvo

estuvimos
estuvisteis
estuvieron

Imperfecto de Indicativo
(Imperfect Indicative)

estaba
estabas
estaba

estábamos
estabais
estaban

Gerundio
(Present Participle)
estando

Participio Pasado
(Past Participle)
estado

Futuro
(Future)

estaré
estarás
estará

estaremos
estaréis
estarán

Condicional Simple
(Conditional)

estaría
estarías
estaría

estaríamos
estaríais
estarían

Presente de Subjuntivo
(Present Subjunctive)

esté
estés
esté

estemos
estéis
estén

Imperfecto de Subjuntivo
(Imperfect Subjunctive)

estuviera or estuviese
estuvieras or estuvieses
estuviera or estuviese

estuviéramos or estuviésemos
estuvierais or estuvieseis
estuvieran or estuviesen

Imperativo - Affirmativo
(Command - Affirmative)

(N/A)
está
esté

(N/A)
estad
estén

Imperativo - Negativo
(Command - Negative)

(N/A)
no estés
no esté

(N/A)
no estéis
no estén

Perfecto de Indicativo
(Present Perfect)

he estado
has estado
ha estado

hemos estado
habéis estado
han estado

Pluscuamperfecto de Indicativo
(Past Perfect)

había estado
habías estado
había estado

habíamos estado
habíais estado
habían estado

Futuro Perfecto
(Future Perfect)

habré estado
habrás estado
habrá estado

habremos estado
habréis estado
habrán estado

Condicional Compuesto
(Conditional Perfect)

habría estado
habrías estado
habría estado

habríamos estado
habríais estado
habrían estado

Perfecto de Subjuntivo
(Past Subjunctive)

haya estado
hayas estado
haya estado

hayamos estado
hayáis estado
hayan estado

Pluscuamperfecto de Subjuntivo
(Past Perfect Subjunctive)

hubiera estado
hubieras estado
hubiera estado

hubiéramos estado
hubierais estado
hubieran estado

Presente Progressivo
(Progressive Present)

estoy estando
estás estando
está estando

estamos estando
estáis estando
estan estando

Pasado Progressivo
(Progressive Past)

estaba estando
estabas estando
estaba estando

estábamos estando
estabais estando
estaban estando

Futuro Progressivo
(Progressive Future)

estaré estando
estarás estando
estará estando

estaremos estando
estaréis estando
estarán estando

Condicional Progressivo
(Progressive Conditional)

estaría estando
estarías estando
estaría estando

estaríamos estando
estarías estando
estarían estando

Vocabulary

Anatomy

Begin Audio

abdomen	abdomen
Adam's apple	nuez de Adán, manzana de Adán
adrenal glands	glándulas suprarrenales
ankle	tobillo
anus	ano
aorta	aorta
appendix	apéndice
areola	areola
arm	brazo
artery	arteria
atrium	aurícula
axilla	axila
bladder	vejiga
blood	sangre

bone	hueso
brain	cerebro
breast	pecho, seno
bronchi	bronquios
bronchioles	bronquiolos
bronchus	bronquio
buttocks	glúteos, nalgas, "pompis", asentaderas
calf	pantorrilla
carpal bones	huesos del carpo
cartilage	cartílago
cervical vertebrae	vértebra cervical
cheek	mejilla
cheekbones	pómulos
chest	pecho
chin	mentón, barbilla
conjunctiva	conjuntiva

contractions	contracciones
cornea	cornea
diaphragm	diafragma
diastole	diástole
duodenum	duodeno
elbow	codo
epigastrium	epigastrio
esophagus	esófago
estrogen	estrógeno
external ear	oreja
eye fundus	fondo del ojo
eyebrows	cejas
eyelashes	pestañas
eyes	ojos
face	cara
fallopian tube	trompa de falopio

femur	femur
fibula	peroné
finger	dedo
fontannelle	fontanela
foot	pie
forehead	frente
gall bladder	vesícula biliar
gland	glándula
groin	ingle
gums	encías
hair	pelo
hair, body	vello
hair, head	cabello, pelo
hand	mano
head	cabeza
heart	corazón

heart beat	latido del corazón
heel	talon
hips	caderas
hormones	hormonas
humerus	húmero
hypophysis	hipófisis
hypothalamus	hipotálamo
ileum	íleo
inguinal	inguinal
insulin	insulina
internal ear	oído
iris	iris
jejunum	yeyuno
joint	coyuntura, articulación
kidneys	riñones
knee	rodilla

large intestine / colon	intestino grueso, colon
larynx	laringe
leg	pierna
lips	labios
liver	hígado
lumbar spine	columna lumbar
lumbar vertebrae	vértebra lumbar
lungs	pulmones
lymph nodes	ganglios linfáticos
maxilla	maxilar, hueso del maxilar superior
molar	molar, muela
mouth	boca
muscle	músculo
nails	uñas
neck	cuello
nipple, male	tetilla

nipple, female	pezón
nose	nariz
nostrils	fosas nasales
nucha, nape of neck	nuca
ovaries	ovarios
ovule	óvulo
palate	paladar
pancreas	pancreas
pelvis	pelvis
penis	pene
phalanges	falanges
pharynx	faringe
pleura	pleura
progesterone	progesterona
prolactin	prolactina
prostate	próstata

pulmonary artery	arteria pulmonar
pulmonary veins	vena pulmonar
pupil	pupila
radius	radio
rectum	recto
red blood cell	glóbulo rojo de la sangre
rib cage	caja o parrilla costal
ribs	costillas
sacrum	sacro
salivary glands	glándula salival
scalp	cuero cabelludo
scrotum	escroto
septum	tabique, septum
shin	espinilla
shoulder	hombro
sinus	seno

sinuses, facial	senos maxilares, senos de la cara
skin	piel
small intestine	intestino delgado
sperm	esperma
spinal cord	médula espinal
spleen	bazo
sternum	esternón
stomach	estómago
sutures	suturas
systole	sístole
teeth	dientes
testicle	testículo
testosterone	testosterona
thigh	muslo
thoracic spine	columna torácica
thoracic vertebrae	vértebra torácica

thorax	tórax
throat	garganta
thyroid gland	tiroides, glándula tiroides
tibia	tibia
toes	dedos del pie
tongue	lengua
tonsils	amígdalas
ulna	cúbito
umbilicus	ombligo
ureter	uréter
urethra	uretra
uterus, womb	útero, matriz
uvula	úvula, campanilla
vagina	vagina
vein	vena
ventricle	ventrículo

vertebral column	columna vertebral
white blood cell	glóbulo blanco de sangre
wrist	muñeca

Colors

beige	beige
black	negro(a)
blonde	rubio(a)
blue	azul
bright	claro(a)
brown	café (shoe, dress, eyes, hair), moreno(a) (skin), pardo(a) (gray, brown)
brunette	trigueño(a)
clear	diáfano(a), claro(a)
color	color
coloration	coloración
colored	coloreado(a)
dark	oscuro(a), trigueño(a)
gold	dorado, dorado(a), oro, oro(a)
gray	gris

green	verde
light (color)	claro(a)
opalescent	opalescente, que parece ópalo o que exhibe diversos colores
opaque	opaco(a)
paint	pintura
phosphorescent	fosforescente
pigmentation	pigmentación, depósito de materia con color
pink	rosado(a)
purple	purpúreo(a), morado(a)
red	rojo(a)
reddish	rojizo(a)
redness	enrojecimiento
ruby	rubí
transparent	transparente, claro(a)
violet	violeta
yellow	amarillo(a)

Days

Monday	lunes
Tuesday	martes
Wednesday	miércoles
Thursday	jueves
Friday	viernes
Saturday	sábado
Sunday	domingo
date	fecha
day	día
month	mes
today	hoy
tomorrow	mañana
tomorrow is another day	mañana será otro día
tomorrow is Monday (It is Monday tomorrow.)	mañana es lunes

tomorrow morning	mañana por la mañana
tomorrow, as of	a partir de mañana
tomorrow, starting	a partir de mañana
tomorrow, the day after	pasado mañana
tomorrow, until	hasta mañana
tonight	esta noche
week	semana
yesterday	ayer
yesterday afternoon	ayer por la tarde, ayer tarde
yesterday evening	ayer por la tarde, ayer tarde, al final del día
yesterday morning	ayer por la mañana
yesterday night (last night)	ayer por la noche, ayer noche
yesterday, a week ago	hace ayer una semana
yesterday, it seems like	parece que fue ayer
yesterday, the day before	anteayer
yesteryear	antaño

Family

adolescent	adolescente, joven
aunt	tía
aunt and uncle	tíos
baby	bebé
babysitter	niñero, niñera
boy	muchacho, niño
boyfriend	novio
bride	novia
brother	hermano
brother-in-law	hermano político, cuñado
child	niño, niña
cousin	primo, prima
daughter	hija
daughter-in-law	nuera

family	familia
family member	familiar
father	padre, papá
father-in-law	padre político, suegro
fiancé	novio, prometido
fiancée	novia, prometida
girl	niña, muchacha
girlfriend	novia
godchild's father	compadre
godchild's mother	comadre
goddaughter	ahijada
godfather	padrino
godmother	madrina
godson	ahijado
grandchildren	nietos, nietas
granddaughter	nieta

grandfather	abuelo
grandmother	abuela
grandparents	abuelos, abuelas
grandson	nieto
half-brother	medio hermano
half-sister	media hermana
hereditary	hereditario, hereditario(a)
heredity	herencia
husband	esposo, marido
member	miembro
mother	madre
mother-in-law	madre política, suegra
nephew	sobrino
niece	sobrina
parents	padres
quadruplets	cuatrillizo, cuatrilliza

sister	hermana
sister-in-law	hermana política, cuñada
son	hijo
son-in-law	yerno
spouses	esposos, esposas
step-brother	hermanastro
step-daughter	hijastra
step-father	padrastro
step-mother	madrastra
step-sister	hermanastra
step-son	hijastro
triplets	trillizos, trillizas
twins	gemelos, gemelas, mellizos, mellizas, cuaches (m/f)
uncle	tío
wife	esposa
woman	mujer

Marital Status

bachelor	soltero
bacheloress	soltera
boyfriend	novio
bride	novia
bridegroom	novio
bridesmaid	dama de honor
divorced	divorciado(a)
girlfriend	novia
groom	novio
married	casado(a)
separated	separado(a)
single	soltero(a)
widow	viudo, viuda
widowed	viudo(a)

Measurements

acre	acre
approximation	aproximación
bottom	fondo
breadth	anchura
centigrade	centígrado(a)
centimeter	centímetro
cubic centimeter	centímetro cúbico
cubic foot	pie cúbico
cubic meter	metro cúbico
cup	taza
degree	grado
depth	profundidad, hondura
diameter	diámetro
diminishment	disminución

distance	distancia
empiric	empírico(a), que se basa en la experiencia
excess	exceso
Fahrenheit	Fahrenheit
fraction	fracción, parte de un todo
frequency	frecuencia, veces que se repite un acto
gallon	galón
gradient	gradiente, pendiente
gradual	gradual
gradually	lentamente, gradualmente
gram	gramo
gramnegative	gramnegativo(a), negativo en la tinción de Gram
grampositive	grampositivo(a), positivo en en la tinción de Gram
graph	gráfica
gravidity	gravidez
half	medio, medio(a)

half-gallon	medio galón
half-pint	media pinta, octava parte de un galón, cuartillo
handful	puñado
heaviness	pesadez
hectare	hectárea
height	altura
inch	pulgada
incidence	incidencia, número de casos nuevos en un periodo de tiempo
kilogram	kilo, kilogramo
kilometer	kilómetro
large	grande
length	longitud
less	menor, menos
liter	litro
little (quantity)	poco(a)
little (size)	pequeño(a)

massive	masivo(a), grande, amplio(a)
maximal	máximo(a), la mayor cantidad, el límite mayor
maximum	máximo, el punto más alto de un proceso o una enfermedad
measure	tasa, medida
measurement	medida
medium-sized	de tamaño mediano
melting point	punto de fusión
meter	metro
microgram	microgramo, la millonésima parte de un gramo
micrometer	micrómetro
middle	medio(a), medio
mile	milla
milligram	miligramo
milliliter	mililitro
millimeter	milímetro
minimal	mínimo(a), la menor cantidad, el límite menor

minimum	mínimo
more	más
much	mucho(a)
multiple	múltiple, de muchas clases, variado(a)
nadir	nadir, punto más bajo
nil	nulo(a)
one-half acre	medio acre
one-half cup	media taza
one-half inch	media pulgada
one-half mile	media milla
one-half ounce	media onza
one-half pound	media libra
one-quarter acre	cuarto de acre
one-quarter inch	cuarto de pulgada
one-quarter mile	cuarto de milla

osmolality	osmolalidad
osmolarity	osmolaridad
ounce	onza
parameter	parámetro, criterio
partial	parcial
peak flow	flujo máximo
percent	por ciento, porcentaje
pH	pH
pharmacodynamics	farmacodinamia
pharmacokinetic	farmacocinética
phase	fase, estadio, etapa, período dentro de una evolución constante
pint	pinta
population	población
pound	libra

proportional	proporcional
qualitative	cualitativo(a), relativo a la calidad
quantitative	cuantitativo(a), relativo a la cantidad
quantity	cantidad
quart	cuarto de galón
quartered	cortado en cuatro
quaternary	cuaternario(a), que contiene cuatro elementos
rate	tasa, razón
size	tamaño
small	pequeño(a), chico(a)
square centimeter	centímetro cuadrado
square foot	pie cuadrado
square kilometer	kilometro cuadrado
square meter	metro cuadrado
standard	estándar, estándar
statistical	estadístico(a)

tablespoon	cucharón, cuchara grande, cuchara de servir
tablespoonful	cucharada
teaspoon	cucharita, cucharilla
teaspoonful	cucharadita
temperature	temperatura
tepid	tibio(a), templado(a)
thermal	térmico(a), que hace referencia al calor o a la temperatura
thermometer	termómetro
thickness	espesor, grosor
titre	título, valor, grado, proporción
volume	volumen
voluminous	voluminoso(a)
weight	peso
width	anchura, ancho
zone	zona

Medication Instructions

You must take the medicine as directed.	Debe de tomar la medicina como las instrucciones le dirigen.
You must take the medicine four times each day.	Debe de tomar la medicina cuatro veces cada día.
You must take the medicine every 6 hours.	Debe de tomar la medicina cada seis horas.
You must take the medicine daily.	Debe de tomar la medicina diariamente.
Take the medicine at 9:00 a.m.	Tome la medicina a las nueve de la mañana.
Take the medicine in the morning.	Tome la medicina por la mañana.
Take two aspirin, and call me in the morning.	Tome dos pastillas de aspirina, y llámeme por la mañana.
Observe your reaction to the medicine, and call me in 2 days.	Observe su reacción a la medicina, y llámeme en dos días.
Call me, please, if you have problems taking the medicine.	Llámeme, por favor, si tiene problemas con la medicina.

Discontinue the medicine if you feel badly or if you develop a rash. Then, call me.	Discontinúe la medicina si se siente mal o si se desarrollan unas ronchas. Despues, llámeme.
It is normal to feel sleepy after taking the medicine.	Es normal que se sienta adormecido(a) después de tomar la medicina.
It is not normal to feel sleepy after taking the medicine.	No es normal que se sienta adormecido(a) después de tomar la medicina.
If you forget the medicine, don't take more with the next dose.	Si se le olvida la medicina, no tome más con la dosis próxima.
What did I tell you?	¿Qué le dije?
Have you been taking this medicine before today?	¿Había tomado esta medicina antes de hoy?
Have you taken this medicine before today?	¿Ha tomado esta medicina antes de hoy?
The side effects are minor.	Los efectos colaterales (secundarios) son menores.
You must take this medicine with food.	Debe de tomar esta medicina con comida.
You must take this medicine one hour before eating.	Debe de tomar esta medicina una hora antes de comer.

The nurse will renew the prescription before the end of the day.	La enfermera va a renovar la receta antes del final del día.
The medicine costs twenty dollars.	La medicina cuesta veinte dolares.

Medication Vocabulary / Phrases

adrenalin	adrenalina, medicina para elevar la presión arterial y aumentar la función del corazón
adrencorticotropin hormone	ACTH (hormona adrenocorticotropica), hormona muy importante de la glándula suprarrenal
aloe vera	sábila, sustancia para aliviar la piel
analeptic	analéptico, medicamento de efecto estimulante en la psique
analgesic	analgésico, analgésico(a), medicamento que alivia o hace desaparecer el dolor
anesthesia	anestesia, agente que produce insensibilidad o estupor
anesthesia, general	anestesia total
anesthesia, local	anestesia local
anesthetic	anestético, droga que produce anestesia
antacid	antiácido, sustancia que neutraliza los ácidos gástricos
anthelmintic	antihelmíntico, sustancia que destruye los gusanos intestinales
antiallergic	antialérgico, medicamento contra la alergia
antianginal	antianginoso, sustancia que contrarresta la angina

antiarrhythmic	antiarrítmico, medicamento para el tratamiento de las arritmias
anti-arthritic	antiartrítico, medicina que impide o detiene la inflamación de las articulaciones
antiasthmatic	antiasmático, medicamento para el tratamiento del asma
antibacterial	antibacteriano, que destruye las bacterias
antibiotic	antibiótico
antibiotic preparation	preparación antibiótica
antibiotic, broad spectrum	antibiótico de amplio espectro, que es activo contra múltiples grupos de microorganismos
anticatarrhal	anticatarral, anticatarral, medicina para la gripe
anticholinergic	anticolinérgico, sustancia que bloquea los nervios parasimpáticos
anticoagulant	anticoagulante, anticoagulante, sustancia que impide la coagulación
anticonvulsant	anticonvulsivo, anticonvulsivante, sustancia que evita o reduce las convulsiones
antidepressant	antidepresivo, sustancia que alivia la depresión
antidiabetic	antidiabético, sustancia que reduce la concentración de azúcar en la sangre
antidote	antídoto, contraveneno, medicina para aliviar los síntomas
antiemetic	antiemético, medicamento contra los vómitos

antiepileptic	antiepiléptico, medicamento que combate la epilepsia
antiestrogenic	antiestrogénico, que impide o contrarresta el efecto de las hormonas estrogénicas
antifungal	antifúngico, medicina que destruye los hongos
antihistamine	antihistamínico, sustancia que combate la acción de la histamina
antihypertensive	antihipertensivo, sustancia que disminuye la presión sanguínea
antiinfective	antiinfeccioso, que combate la infección
antiinflammatory	antiinflamatorio, que impide o detiene la inflamación
antimicrobial	antimicrobiano, que impide el desarrollo de los microbios
antimitotic	antimitótico, sustancia que impide la división y crecimiento de células
antimycotic	antimicótico, sustancia que destruye los hongos
antineoplastic	antineoplásico, que impide el crecimiento de tumores
antioxidant	antioxidante, sustancia que previene el deterioro de un producto por oxidación
antiparalytic	antiparalítico, medicina para aliviar la parálisis
antiparasitic	antiparasítico,sustancia que destruye los parásitos

antipruritic	antipruriginoso, que impide el escozor o picor
antipsychotic	antipsicótico, tranquilizante mayor
antipyretic	antipirético, sustancia que reduce la fiebre
antiseptic	antiséptico, sustancia que destruye los microbios
antispasmodic	antiespasmódico, medicamento que combate espasmos, contracturas, y calambres
antithrombotic	antitrombótico, que impide la formación de trombos o los disuelve
antitoxin	antitoxina, anticuerpo que actúa como contraveneno
antitussive	antitusivo,medicamento que calma o suprime la tos
antiviral	antiviral, que destruye o impide el desarrollo de los virus
anxiolytic	ansiolítico, medicamento contra la ansiedad
aspirin	aspirina, sustancia que reduce la fiebre e impide o detiene la inflamación
astringent	astringente, que combate la grasa de la piel
atropine	atropina, sustancia que bloquea los nervios parasimpáticos
bactericide	bactericida, sustancia que destruye las bacterias
bacteriostatic	bacteriostático, sustancia que reduce la reproducción de bacterias

balm	bálsamo, sustancia para calmar la piel
barbituate	barbitúrico, medicina para dormir, sedar o para aliviar convulsiones
belladonna	belladona, medicina para calmar los intestinos
betablocker	betabloqueador, sustancia que bloquea la acción de los receptores adrenérgicos B
betamimetic	betamimético, sustancia que imita la acción de los receptores adrenérgicos
bicarbonate	bicarbonato, sustancia que disminuye el efecto del ácido
bicarbonate of soda	bicarbonato de soda, sustancia que disminuye el efecto del ácido
birth control	anticoncepcional, anticonceptivo, hormona o método para impedir el embarazo
blister pack	blíster, envase con recubierta de plástico
blood plasma	plasma, plasma sanguíneo, una parte de la sangre
bolus injection	bolo, inyección rápida
broad spectrum antibiotic	antibiótico de amplio espectro, que es activo contra múltiples grupos de microorganismos
bromide	bromuro, solución que contiene bromuro
calcium channel blocker	bloqueador de los canales de calcio, sustancia que bloquea la acción de los canales de calcio en las células
camphor	alcanfor, sustancia para tratar la gripe

capsule	cápsula, un envase para medicina
cardioselective	cardioselectivo, que actúa selectivamente sobre el corazón
cardiotonic	cardiotónico, que tiene efecto tónico en el corazón
castor oil	aceite de ricino, medicina purgante
cathartic	catártico, medicina purgante
chemotherapeutic	quimioterápico, medicamento capaz de atacar a los microbios, parásitos o a las células de un cáncer
chemotherapy	quimioterapia, tratamiento de un cáncer por sustancias químicas
chronotropic	cronotropo, que concierne a la regularidad y frecuencia de un ritmo cardíaco
cocaine	cocaína, medicina para controlar o parar la hemorragia de la nariz, droga que puede ser abusada mediante diferentes presentaciones (inhalada, inyectada, fumada)
cod liver oil	aceite de hígado de bacalao, considerado un buen reconstituyente por su contenido de hierro que puede ser beneficioso para combatir la anemia.
codeine	codeína, medicamento para aliviar el dolor y para impedir la tos
collyrium	colirio, medicamento para el cuidado de los ojos
contraception	contracepción, prevención del embarazo

contraceptive	contraceptivo, anticoncepcional, anticoncepcional, anticonceptivo(a), sustancia o medio que impide el embarazo
corticosteroid	corticoide, hormonas de la corteza suprarrenal o medicamento con la misma acción
cortisone	cortisona, medicina que impide o detiene la inflamación
cough drops	pastillas para la tos
cream (cosmetic)	crema
curare	curare, sustancia que afloja los músculos
cytotoxic	citotóxico, lesivo para la célula
decongestant	descongestivo, sustancia que alivia la congestión nasal
demulcent	demulcente, demulcente, que ablanda y relaja las zonas inflamadas
dentrifice	dentífrico, sustancia para limpiar los dientes y para prevenir la caries dental
deodorant	desodorante, sustancia que previene el olor del sudor del cuerpo
depilatory	depilatorio, sustancia para quitar el pelo
desensitization medicine	terapia que tiende a reducir una alergia
dextrose	dextrosa, azúcar que da energía al cuerpo

digitalis	digital purpúrea, medicina hecha de esta planta la cual es usada para mejorar la fuerza de contracción del corazón que se encuentra en fallo.
diuretic	diurético, sustancia que estimula la formación de orina
drops	gotas
electrolytes	electrolitos, sustancias como sodio, potasio, y cloruro
emetic	emético, vomitivo, sustancia que provoca el vómito
emollient	emoliente, que ablanda la piel
emulsion	emulsión, líquido lechoso con finas gotitas de grasa en suspensión
enema	enema, solución que se administra a través del orificio anal
entericcoated medicine	medicina queratinizada, medicina recubierta por una sustancia resistente a la secreción gástrica y protege contra la irritación que el medicamento activo puede producir sobre la mucosa gástrica
ephedrine	efedrina, medicina para hipotensión
epsom salts	sal de higuera, sulfato de magnesia
ergot	cornezuelo, medicina para el dolor de cabeza
estrogen	estrógeno, hormona sexual femenina

expectorant expectorante, medicamento que favorece la eliminación de moco

external-use uso externo

extract extracto, preparación concentrada de una droga

eye salve pomada para los ojos

eyedrops gotas para los ojos

fart medicine medicina para los pedos

fibrinolytic fibrinolítico, que disuelve la fibrina

filmcoated medicine medicina revestida por una fina película

fluids flúidos, líquidos

fluoride fluoruro, sustancia para cuidar los dientes

foam espuma, sustancia para la prevención del embarazo

fungicide fungicida, antimicótico, sustancia que destruye los hongos

fungistatic fungistático(a), medicina que inhibe el crecimiento de los hongos

gargle gargarismo

gel gel

general anesthesia anestesia total

germicide	germicida, sustancia que destruye gérmenes
glucose	glucosa, azúcar que da energía al cuerpo
glycerin	glicerina
gonadotropin	gonadotropina, la hormona que estimula las glándulas sexuales
granulated medicine	medicina granulada, preparación farmacéutica en forma de gránulos
hormone, adrencorticotropin	ACTH (hormona adrenocorticotrópica), hormona muy importante de la glándula suprarrenal
hormones	hormonas
hydration	hidratación, acción de incorporar agua a una substancia o al cuerpo
hydrogen peroxide	agua oxigenada, sustancia para limpiar la piel
hypnotic	hipnótico, medicina que induce sueño
ibuprofen	ibuprofeno, sustancia que reduce la fiebre e impide o detiene la inflamación
immunization	inmunización, obtención de inmunidad en el organismo
immunogenic	inmunógeno, agente que induce una respuesta inmunitaria
immunosuppressant	inmunosupresor, agente que impide que se produzca la respuesta inmunitaria

implant	implante, objeto externo, prótesis, colocada en alguna parte del cuerpo, ej. un implante de mama o implantes anticonceptivos para la prevención del embarazo
infusion	infusión, la administración de un líquido en la vena
inhalation	inhalación, aspiración de gases o vapores
injection	inyección
inoculation	vacuna, inoculación
inotropic	inotrópico, medicina que afecta la fuerza de las contracciones musculares, en particular de los músculos del corazón
insulin	insulina, hormona usada para el tratamiento de la diabetes
internal-use	uso interno
intramuscular	intramuscular, que está situado u ocurre dentro de un músculo
intramuscular medicine	medicina intramuscular, medicina que se administra en un músculo
intraocular	intraocular, que está situado o se produce dentro del ojo
intraocular medicine	medicina intraocular, medicina que está situada o se administra dentro del ojo
intrathecal	intratecal, que ocurre dentro de la túnica que recubre el canal raquídeo.
intrathecal medicine	medicina intratecal, medicina administrada en el canal raquídeo.

intravascular	intravascular, situado dentro de un vaso sanguíneo
intravascular medicine	medicina intravascular, medicina que se administra directamente dentro de un vaso sanguíneo
intravenous	intravenoso, situado dentro de una vena
intravenous medicine	medicina intravenosa, medicina administrada dentro de una vena
iodine	yodo
iron	fierro, hierro, sustancia necesaria para producir sangre (glóbulos rojos)
jelly, petroleum	vaselina
kaolin	caolín, sustancia para tratar la diarrea
lanolin	lanolina, sustancia para lubricar la piel
laxative	laxante, medicamento contra el estreñimiento
lidocaine	lidocaína, una para anestesia local
lindane	lindano, sustancia para tratar escabiosis o sarna
liniment	linimento, sustancia para calmar el dolor de los músculos y las articulaciones
liquid medicine	medicina líquida
local anesthesia	anestesia local

long-acting medicine	medicina de efecto largo, acción prolongada
lotion	loción, sustancia para calmar o hidratar la piel o las heridas
lotion, suntan	loción para el sol, sustancia que se aplica en la piel para obtener un bronceado, puede impedir el cáncer de la piel y el envejecimiento si además contiene un filtro solar.
lozenges	trocitos, pastillas de chupar
lubricant	lubricante
magnesia, milk of	leche de magnesia, medicina para tratar problemas de indigestión, funciona como un laxante suave.
magnesium	magnesio, sustancia que es un mineral
magnesium oxide	magnesia (óxido de magnesio), medicina para tratar problemas del estómago y los intestinos
magnesium sulphate	sulfato de magnesio, medicina para tratar la eclampsia
medication	medicación, prescripción o aplicación de medicamentos
medicine	medicina, medicamento
medicine, fart	medicina para los pedos
medicine, prepared	medicamento preparado
medicine, thyroid	tiroides

menthol	mentol, medicina para tratar la gripe, para producir anestesia tópica y para usar en rocíos nasales
mercurachrome	mercurocromo, sustancia para tratar las heridas
milk of magnesia	leche de magnesia, medicina para tratar problemas de indigestión, funciona como un laxante suave.
mineralocorticoid	mineralocorticoide, un grupo de hormonas, la más importante siendo la aldosterona, que regulan el balance de agua y electrolitos como el sodio y el postasio, actuan sobre el riñón.
miotic	miótico, agente que produce contracción pupilar
miscible medicine	medicina miscible, medicina que se mezcla bien, que es capaz de ser mezclada
monotherapy	terapia con un solo medicamento a la vez
morphine	morfina, narcótico que alivia dolor
mouthwash	enjuague bucal
mucolytic	mucolítico, agente que destruye o disuelve el mucus
muscle relaxant	miorrelajante, miorrelajante, relajante muscular, medicina que causa la relajación muscular
mydriatic	midriático, droga que dilata la pupila
myelotoxic	mielotóxico, que es nocivo para la médula ósea

myelotoxic medicine	medicina que es nociva para la médula ósea
narcotic	narcótico, agente que produce insensibilidad, estupor o anestesia
neuroleptanalgesia	neuroleptoanalgesia, anestesia que incluye la administración de un neuroléptico y un analgésico
neuroleptic	neuroléptico, calmante del sistema nervioso
neurotoxic	neurotóxico, tóxico o destructor del tejido nervioso
neurotransmitter	neurotransmisor, sustancia que transmite impulsos nerviosos mediante la liberación de substancias químicas
niacin	niacina, vitamina hidrosoluble que forma parte del complejo B ; interviene en el funcionamiento del sistema digestivo, piel y nervios, también es importante en la conversión de los alimentos en energía
nicotine	nicotina, uno de los ingredientes nocivos en el tabaco, considerado adictivo
nicotine patch	parche con nicotina, una sustancia para aliviar la adicción al tabaco
nitrate	nitrato, sustancia para tratar la angina del corazón
nitrogen	nitrógeno
nitroglycerin	nitroglicerina, sustancia para tratar la angina del corazón
novocaine	novocaína, procaína, que es una anestesia local

odontalgic	odontálgico, medicina para aliviar el dolor de los dientes
oil, castor	aceite de ricino, medicina purgante
oil, cod liver	aceite de hígado de bacalao, considerado un buen reconstituyente por su contenido de hierro, puede ser beneficioso para combatir la anemia.
ointment	ungüento, sustancia para calmar o hidratar la piel o las heridas
oncolytic	oncolítico, perteneciente o relativo a la destrucción de las células
oncolytic medicine	medicina oncolítica, medicina que destruye las células
ophthalmic	oftálmico(a), referente o perteneciente al ojo, sustancia para tratar las enfermedades del ojo
ophthalmic medicine	oftálmico, medicina oftálmica, medicina para tratar las enfermedades del ojo
opiate	opiaceo, narcótico, preparado derivado del opio, medicina narcótica
oxygen	oxígeno, uno de los gases que respiramos y que es indispensable para la vida de las células de los seres vivos
oxytocic	oxitócico, oxitócico(a), que acelera el parto
oxytocic medicine	oxitócico, medicina oxitócica, una sustancia que acelera el parto
packet of medicine	cajita de medicina, cajetilla de medicina
palliative medicine	medicina paliativa, medicina que proporciona alivio pero no cura

paralytic	paralítico, sustancia que afloja los músculos
parasympathomimetic	parasimpaticomimético, sustancia que estimula directamente el sistema colinérgico o parasimpático
paregoric	paregórico, medicina para tratar la diarrea
parenteral medicine	medicina parenteral, administración de medicina por una vía que no sea la oral
patch	parche, una cosa para llevar medicina a través de la piel intacta a la sangre
Pedialyte	suero, suero que se toma por vía oral, especial para niños cuando han perdido líquidos
penicillin	penicilina, antibiótico que es una medicina que destruye las bacterias
penicillinase	penicilinasa, enzima que convierte la penicilina en un producto inactivo
percutaneous medicine	medicina percutánea, medicina que funciona a través de la piel intacta
peroxide of hydrogen	agua oxigenada, sustancia para limpiar la piel
petroleum jelly	vaselina
phenobarbital	fenobarbital, medicina para aliviar las convulsiones, barbitúrico
phosphate	fosfato
pills	píldoras, pastillas

placebo	placebo, medicamento sin ingredientes activos
plasma	plasma, una parte de la sangre
plasma expander	expansor plasmático, sustancia que se inyecta para aumentar el volumen sanguíneo
plasma, blood	plasma sanguíneo, una parte de la sangre
polytherapy	terapia con dos o más medicamentos a la vez
potassium	potasio, un electrolito
potassium chloride	cloruro de potasio, sustancia para tratar la deficiencia de potasio
poultice	cataplasma, emplasto
powder	polvo
premedication	premedicación, administración de medicamentos antes de una actividad, como un procedimiento o una operación
preparation, antibiotic	preparación antibiótica
prepared medicine	medicamento preparado
prescription	prescripción, receta
primary vaccination	vacunación primaria, vacunación que se efectúa por la primera vez

progestogen	progestógeno, hormona que prepara al útero para la recepción y desarrollo del óvulo fecundado
propulsive	propulsión, medicina para acelerar el tránsito de la comida del estómago a los intestinos
prostaglandin	prostaglandina, técnicamente hormonas, las prostaglandinas tienen una variedad de acciones, las principales siendo la contracción muscular y la mediación de la inflamación, pueden acelerar el parto
protective medicine	medicina protectora, medicina que protege
psychotropic	psicotrópico, que afecta el estado mental
purgative	purgante, purga, purgativo, que produce evacuación del intestino
purgative medicine	purgante, purga, medicina purgativa, medicina que produce evacuación del intestino
quinine	quinina, sustancia para tratar la malaria o para tratar calambres en las piernas
radium	radio, sustancia para tratar el cáncer
rays, ultraviolet	rayos ultravioleta, rayos para tratar la psoriasis, una enfermedad de la piel caracterizada por descamación
regimen	régimen
rehydration	rehidratación, restauración del agua
relaxant	relajante, agente que reduce la tensión

relaxant, muscle	relajante muscular, agente que reduce la tensión muscular
remedy	remedio
remedy, toothache	odontálgico, medicina para aliviar el dolor de los dientes
resin	resina, sustancia para quitar otras sustancias de la sangre o de los intestinos
safe medicine	medicina segura
salicylate	salicilato, sustancia que impide o detiene la inflamación, como la aspirina
saline	salino, salino(a), salado(a); de (prep) la naturaleza de las sales; que (pron) contiene sales, fluido que contiene sal
salve	pomada, sustancia para calmar la piel
sedative	sedante, calmante, sustancia que produce un efecto de calma
shot (injection)	inyección
sleeping pills	pastillas para dormir
slow-acting medicine	medicina de efecto lento, retardado
sodium chloride	cloruro de sodio, sustancia para tratar la deficiencia de sodio
solution	solución, preparado líquido que contiene una o varias sustancias

soporific	soporífico, que causa o induce al sueño o sopor
spasmolytic	espasmolítico, medicamento que sirve para resolver los espasmos
spermicide	espermaticida, sustancia que extermina los espermatozoides para impedir el embarazo
spray	rocío, rociador, pulverizador, atomizador
sprayer	rociador, atomizador
steam	vapor
steroid	esteroide, hormona de la glándula suprarrenal, medicamento con la misma acción, particularmente usados para reducir la inflamación
stimulant	estimulante, agente que produce estimulación
strong medicine	medicina fuerte
substitution	sustitución
sulfa	sulfa, sulfonamidas, medicina que destruye las bacterias
sulfate	sulfato
sulfathiazole	sulfatiazol, medicina que destruye las bacterias
sulphate	sulfato

sulphur	azufre
suntan lotion	loción para el sol, sustancia que se aplica en la piel para obtener un bronceado, puede impedir el cáncer de la piel y el envejecimiento si además contiene un filtro solar.
supplement	suplemento, una vitamina o otra cosa para ayudar al cuerpo
suppository	supositorio, medicamento preparado en forma de barrita para su incorporación en el organismo por el ano o la vagina
suppressive	supresor, agente que detiene funciones del cuerpo
suspension	suspensión, preparado finamente pulverizado para incorporarlo en un líquido
sympathomimetic	simpaticomimético, sustancia que estimula el sistema nervioso simpático
synergistic	sinergético, que trabaja simultáneamente con otra cosa o medicina aumentando o potencializando su acción
syrup	jarabe, almíbar
tablet	tableta, pastilla
technetium	tecnecio, sustancia para ayudar la visualización utilizado en algunas pruebas
terramycin	terramicina, antibiótico que destruye las bacterias

tetanus vaccine	vacuna contra el tétano
thalidomide	talidomida, medicina para tratar erythema nodosum leprosum; si se toma durante el embarazo puede causar graves anomalías al feto
therapeutic medicine	medicina terapéutica, medicina que sirve para la curación
therapy	terapia
thrombolytic	trombolítico, que disuelve o desintegra un trombo
thyroid medicine	hormonas tiroideas
tincture	tintura
toothache remedy	odontálgico, medicina para aliviar el dolor de los dientes
topical medicine	medicina tópica, medicina aplicada localmente sobre la piel
tranquilizer	tranquilizante, calmante, sedante, pastillas tranquilizantes, sustancia que produce un efecto de calma
transcutaneous medicine	medicina transcutánea, medicina que funciona a través de la piel intacta
transdermal medicine	medicina transdérmica, medicina que pasa a través de la piel intacta
transfusion	transfusión
tricyclic	tricíclico, un medicamento para tratar la depresión

tuberculostatic	tuberculostático, medicamento que inhibe el crecimiento del bacilo de la tuberculosis
unguent	ungüento, pomada, sustancia para aliviar lesiones o heridas en la piel o hidratar la piel
uricosuric	uricosúrico, agente que promueve la secreción urinaria de ácido úrico
vaccination	vacunación
vaccine	vacuna
vaccine, tetanus	vacuna contra el tétano
vaporization	vaporización
vasopressor	vasopresor, medicina que causa estrechamiento de los vasos
vial of medicine	vial de medicina, ampolleta, pequeña ampolla de vidrio
vitamins	vitaminas
vomitive	vomitivo, sustancia que provoca el vómito

Months

January	enero
February	febrero
March	marzo
April	abril
May	mayo
June	junio
July	julio
August	agosto
September	septiembre
October	octubre
November	noviembre
December	diciembre
Monday	lunes
Tuesday	martes

Wednesday	miércoles
Thursday	jueves
Friday	viernes
Saturday	sábado
Sunday	domingo
date	fecha
day	día
month	mes
week	semana
year	año

Physical Findings

abnormal	anormal
abnormal color	color anormal
active	activo
adnexa	adnexa
affect	afecto
alert	alerto(a)
anterior / posterior	anterior / posterior
appearance	apariencia
bad	malo(a)
bowel sounds	ruidos intestinales
breasts	senos
bulging	abombada
canal	canal
cerumen	cerumen

cervix	cuello / cervix
clonus	clonus
closed	cerrado(a)
cold	frio(a)
complete	completo(a)
compression	compresión
cranial nerves	nervios craneales
deformities	deformidades
depressed	deprimido(a)
descended	descendido(a)
development	desarollo
discharge	flujo
disoriented	desorientado(a)
distended	con distensión
distension	distensión
ears	oídos

enlarged	agrandado(a)
enlarged masses	masas agrandadas
equal	igual
eruptions	erupciones
erythema	eritema
external parts	partes externas
eyes	ojos
fontanelle	fontanela
form	forma
frequency	frecuencia
gallop	galope
ganglion	ganglio
general	general
good	bueno
good movement	buen movimiento
habitus	habitus

head	cabeza
HEENT	COONG
hernia	hernia
hives	rhonchas
homicidal thoughts	pensamientos homicidas
hot	caliente
hydration	hidratación
ill	enfermo(a)
induration	induración
inflamation	inflamación
insuflation	al insuflar
intact	intacto
intact II-XII	intacto II-XII
jugular	yugular
lateral	lateral
lateral deviation	desviación lateral

lesions	lesiones
light reflex	respuesta luminosa
limited	limitado(a)
lips	labios
masses	masas
medial	medial
membrane	membrana
mental state	estado mental
mobility	movilidad
motor	motor
mouth	boca
movement	movimiento
mucosa	mucosa
murmur	soplo
muscle tone	tono muscular
nasal septum	tabique

no	no
no distension	sin distensión
no dullness	sin matidez
no pain	no dolor
nontender	suave
normal	normal
normal color	color normal
normotensive	normotenso(a)
normothermic	normotérmico
nose	nariz
not descended	no descendido(a)
not enlarged	no agrandado(a)
nutrition	nutrición
occult blood	sangre oculta
open	abierto
organs	órganos

orientation	orientación
oriented	orientado(a)
pain	dolor
palate	paladar
papilledema	papiledema
penis	pene
percussion	al percutir
pericardial rub	roce pericardi0
PERRLA	PIRRLA
person / place	persona
pharynx	faringe
pink color	color rosa
place	espacio
PMI	PIM
prostate	próstata
pulse	pulso

pupil	pupila
pus	pus
rales	estertores
red	rojo(a)
red / bulging	rojo(a) / abombado(a)
red / swollen	rojo(a) / hinchado(a)
redness	enrojecimiento
reflexes	reflejos
regular	regular
rhonchus	roncus
rhythm	ritmo
scrotum	escroto
secretion	secreción
sensation	sensación
skin	piel
speech	habla

strong / equal fuerte / igual

suicidal thoughts pensamientos suicidas

sutures suturas

sweaty sudoroso(a)

swelling hinchazón

symetrical simetría

teeth dientes

temperaure temperatura

testicles testículos

throat garganta

thyroid tiroides

tidy arreglado(a)

tonsils amigdalas

trachea tráquea

trauma trauma

uniform igual

uterus	útero
vagina	vagina
wheezes	silbidos
with dullness	con matidez
with masses	con masas
without masses	sin masas
without movement	sin movimiento

Procedures
Procedimientos

Begin Audio

Authorization
Autorización

Do you give your authorization to perform . . .	¿Quiere dar su autorización para que le hagan . . .?
Example:	
Do you give your authorization to perform an abdominal ultrasound?	¿Quiere dar su autorización para que le hagan un ultrasonido abdominal?
I give my authorization to perform . . .	Quiero dar mi autorización para que me hagan . . .
Example:	
I give my authorization to perform an abdominal ultrasound.	Quiero dar mi autorización para que me hagan un ultrasonido abdominal.
I give my authorization to receive medical treatment and consulting services.	Quiero dar mi autorización para recibir tratamiento y consultas médicas.
Patient Signature	Firma del paciente
Witness Signature	Firma del testigo
Notary	Notario, Notaria

Common Procedures / Instructions
Procedimientos Comunes / Instrucciones

Blood Sample
Muestra de sangre

I need a blood sample.	Quiero sacar un poco de sangre.
Let me have your right arm.	Podría permitirme el brazo derecho.
Extend your arm.	Podría extender el brazo.
Keep it straight and please don't bend it.	Podría mantenerlo derecho y por favor no lo doble.
I must put the tourniquet on your arm.	Debo poner el torniquete en el brazo.
Close your hand.	Podría cerrar la mano.
The needle will hurt a little bit.	La aguja va a dolerle un poco.
Don't be afraid, the procedure is quick.	No tenga miedo, el procedimiento es rápido.
Are you ready?	¿Está listo(a)?
Here it comes.	Ahora va a venir.
Open your hand please.	Podría abrir la mano por favor.
Please put pressure on the cotton for a short time.	Podría hacer un poco de presión con el algodón por un ratito, por favor.

Intravenous Line
Línea intravenosa

I must start an intravenous line.	Debo ponerle una línea intravenosa.
Let me have your right arm.	Podría permitirme el brazo derecho.
Extend your arm.	Podría extender el brazo.
Keep it straight, and please don't bend it.	Podría mantenerlo derecho y no lo doble por favor.
I must put the tourniquet on your arm.	Debo poner el torniquete en el brazo.
Close your hand.	Podría cerrar la mano.
The needle of the catheter will hurt a little bit.	El pinchazo de la aguja va a dolerle un poco.
Don't be afraid, the procedure is quick.	No tenga miedo, el procedimiento es rápido.
Are you ready?	¿Está listo(a)?
Here it comes.	Ahora va a venir.
Open your hand, please.	Abra la mano, por favor.
I must fasten the catheter.	Debo fijar la aguja.
You are connected to the intravenous line. Don't forget, please.	Está conectado a este suero. No se olvide por favor.
If you wish to go for a walk, please call me.	Si quiere ir a caminar, podría llamarme por favor.

Urine Sample
Muestra de Orina

Female
Mujer

We need a urine sample.	Vamos a necesitar una muestra de orina.
Take the disposable towels to the bathroom.	Tiene que llevar las toallas desechables al baño.
Wash your hands in the sink.	Tiene que lavarse las manos en el lavabo (lavamanos).
Take a disposable towel and separate your vaginal lips.	Tiene que tomar una toalla desechable y separe los labios vaginales.
Then, you need to wash each vaginal lip from front to back and inside of them also.	Luego debe lavar cada labio vaginal de adelante hacia atrás y adentro de los labios también.
You must urinate a small quantity in the toilet	Tiene que empezar a orinar una cantidad pequeña en el inodoro.
Next, you need to urinate in the container.	Después, tiene que orinar en el frasco.
Finally, finish urinating in the toilet.	Al final, puede terminar de orinar en el inodoro.
Put the top on the container.	Tiene que poner la tapadera al frasco.
Leave the container on the counter.	Deje el frasco en la ventanilla.
Wash your hands again afterwards.	Tiene que lavar las manos otra vez después.

Male
Hombre

We need a urine sample.	Vamos a necesitar una muestra de orina.
Take the disposable towels to the bathroom.	Tiene que llevar las toallas desechables al baño.
Wash your hands in the sink.	Tiene que lavarse las manos en el lavabo (lavamanos).
Take a disposable towel.	Tiene que tomar una toalla desechable.
Then, you need to wash the tip of your penis.	Luego, tiene que limpiarse la punta del pene.
You must urinate a small quantity in the toilet	Tiene que orinar una cantidad pequeña en el inodoro.
Next, you need to urinate in the container.	Después, tiene que en el frasco.
Finally, finish urinating in the toilet.	Al final, puede terminar de orinar en el inodoro.
Put the top on the container.	Tiene que poner la tapadera al frasco.
Leave the container on the counter.	Deje el frasco en la ventanilla.
Wash your hands again afterwards.	Tiene que lavar las manos otra vez después.

Procedural Vocabulary / Phrases
Frases relacionadas con procedimiento

Explanation:

You need / He needs / She needs . . .
Ud. / Él / Ella necesita un(a) . . .

Example:

abdominal ultrasound

She needs abdominal ultrasound.
Ella necesita un ultrasonido abdominal.

abdominal surgery	Necesita cirugía abdominal, que es una cirugía de los órganos abdominales.
abdominal ultrasound	Necesita ultrasonido abdominal, que es una imagen de los órganos abdominales producida por el rebote de ondas de sonido de alta frecuencia.
abortion	Necesita un aborto, que es la interrupción del embarazo.
amputation	Necesita una amputación, que es una desmembración de una parte del cuerpo.
analysis	Necesita un análisis, que es un método de examen.

arterial doppler	Necesita un ultrasonido arterial, que es una imagen de las arterias producida por el rebote de ondas de sonido de alta frecuencia.
arteriography	Necesita una arteriografía, que es una radiografía de algunas arterias.
artificial respiration	Necesita respiración artificial, que es respiración mantenido por alguien o una máquina.
assay	Necesita un procedimiento de detección o una prueba.
autopsy	Necesita una autopsia, que es un examen del cuerpo muerto.
biopsy	Necesita una biopsia, que es la extirpación de un fragmento de tejido.
castration	Necesita una castración, que es la extirpación de los órganos sexuales.
catheterization	Necesita un cateterismo, que es la introducción de una sonda en una cavidad hueca o un vaso sanguíneo.
cauterization	Necesita una cauterización, que es quemar un tejido con un aparato llamado cauterio.
cesarean operation	Necesita una operación cesárea.

childbirth	Va a tener un parto.
cholangiography	Necesita una colangiografía, que es una radiografía de contraste de los conductos biliares.
cholecystectomy	Necesita una colecistectomía , que es la extirpación de la vesícula biliar.
circumcision	Necesita una circuncisión, que es la extirpación del prepucio del pene.
colonoscopy	Necesita una colonoscopía, que es una observación del interior del intestino grueso con un aparato especial.
computerized axial tomography	Necesita tomografía axial computarizada, que es un examen de secciones del cuerpo o de un órgano usando una computadora
cosmetic surgery	Necesita cirugía cosmética, que es una cirugía para mejorar la apariencia.
curettage	Necesita un curetaje o legrado, que es un raspado del tejido, en particular del tejido interno del útero.
cystoscopy	Necesita una cistoscopía, que es una observación del interior de la vejiga con un aparato especial.
defibrillation	Necesita desfibrilación, que es el restablecimiento del ritmo normal del corazón.

densitometry	Necesita una densitometría, que es una prueba de los huesos para determinar su solidez.
dental surgery	Necesita cirugía dental.
detoxification	Necesita una desintoxicación, que es la reducción de los efectos nocivos de un veneno en el cuerpo.
dialysis	Necesita diálisis, un procedimiento usado para limpiar el cuerpo de substancias nocivas que no pueden eliminar los riñones.
dilatation	Necesita una dilatación, que es un ensanchamiento.
doppler	Necesita una forma de ultrasonido, que es una imagen producida por el rebote de ondas de sonido de alta frecuencia cuando chocan contra los órganos y los fluidos presentes en el cuerpo.
doppler, arterial	Necesita un ultrasonido arterial, que es una imagen de las arterias producida por el rebote de ondas de sonido de alta frecuencia.
doppler, venous	Necesita un ultrasonido venoso, que es una imagen de las venas producida por el rebote de ondas de sonido de alta frecuencia.
douching	Necesita la aplicación de duchas.

echography	Necesita una ecografía, que es una imagen del sonido.
elective surgery	Necesita una cirugía electiva o cirugía que no es de urgencia.
electrocardiography	Necesita una electrocardiograma, que es un registro de la actividad eléctrica del corazón.
electroencephalography	Necesita un electroencefalografía, que es un registro de la actividad eléctrica del cerebro.
endoscopy	Necesita una endoscopía, que es una inspección de una cavidad del cuerpo con un aparato especial.
episiotomy	Necesita una episiotomía, que es un corte vaginal para facilitar el parto.
evacuation of an abscess	Necesita la evacuación de un absceso, que es vaciar o drenar un absceso.
exam	Necesita un examen, que es una prueba o un análisis.
exam, physical	Necesita un examen físico.
examination	Necesita un examen, que es una prueba o un análisis.

extraction	Necesita una extracción, que es una extirpación quirúrgica.
first aid	Necesita primeros auxilios.
fixation	Necesita una fijación, que es una inmovilización.
fluoroscopy	Necesita fluoroscopía, que es un tipo de radiografía.
gonioscopy	Necesita una gonioscopía, que es un examen del ángulo de la cámara anterior del ojo.
gram stain	Se requiere una tinción de Gram, que es una tinción para ver bacterias con un microscopio.
hemodialysis	Necesita una hemodiálisis, que es una técnica para eliminar sustancias nocivas de la sangre que no puede eliminar el riñón por estar enfermo o por otra razón.
hemoperfusion	Necesita hemoperfusión, que es una técnica para eliminar sustancias nocivas de la sangre.
hemostasis	Se requiere hemostasia, que es la detención de una hemorragia.
hospitalization	Necesita hospitalización, que es un ingreso a un centro médico.

hysterectomy	Necesita una histerectomía, que es la extirpación quirúrgica del útero.
immobilization	Necesita inmovilización, que es colocar en reposo alguna parte del cuerpo, ej. un brazo golpeado, un hueso fracturado.
implantation	Necesita la implantación, que es la nidación del óvulo fecundado.
Or	Necesita una implantación, que es la inserción de un tejido o cualquier material en un área del cuerpo.
impregnation	Necesita impregnación, que es la fecundación del óvulo.
induction	Necesita inducción, que es una provocación de un proceso, en particular del parto.
instillation	Necesita la administración de un líquido.
insufflation	Necesita insuflación, que es llenar con aire.
intervention	Necesita una intervención, que es una operación, o un procedimiento, o la administración de una medicina.
intubation of the trachea	Necesita intubación, que es la introducción de un tubo en la tráquea.

iridectomy	Necesita una iridectomía, que es la extirpación del iris.
laser treatment	Necesita tratamiento con láser, que es un tratamiento con una luz especial.
localization	Necesitamos localizar o determinar el sitio o lugar.
lumbar puncture	Necesita una punción lumbar, que es una punción o perforación en la región de la espalda baja para analizar el liquido que rodea la médula espinal y el cerebro.
micrography	Necesita una micrografía, que es una fotografía hecha a través del microscopio.
microsurgery	Necesita microcirugía, que es una cirugía delicada realizada a través de un microscopio.
mobilization	Necesita movilización, que es un proceso de volver móvil (mover) una parte del cuerpo.
monitoring	Necesita monitorización (monitoreo) que es un control o supervisión con ayuda de un monitor.
normalization	Necesita normalización, que es un proceso de volver o de restablecer el estándar normal.
oophorectomy	Necesita una ooforectomía, que es la extirpación de uno o ambos ovarios.

operation	Necesita una operación.
operation, surgical	Necesita un procedimiento quirúrgico.
ophthalmoscopy	Necesita una oftalmoscopía, que es un examen de los ojos con un aparato llamado oftalmoscopio.
orthopedic surgery	Necesita cirugía ortopédica, que es una cirugía de los huesos y las articulaciones.
osteotomy	Necesita una osteotomía, que es un corte quirúrgico en una parte de un hueso.
palpation	Necesita una palpación, que es un examen con la mano de un área del cuerpo.
paracentesis	Necesita una paracentesis, que es una punción en el abdomen para extraer (retirar) líquido o sangre.
pelvic surgery	Necesita una cirugía pélvica, que es una cirugía de los órganos pélvicos.
pelvic ultrasound	Necesita un ultrasonido pélvico, que es una imagen de los organos pélvicos producida por el rebote de ondas de sonido de alta frecuencia.
phlebography	Necesita una flebografía, que es una radiografía de una o más venas.

plastic surgery	Necesita cirugía plástica, que es una cirugía muy fina con el objetivo de mejorar la apariencia.
procedure	Necesita un procedimiento.
procedure, surgical	Necesita un procedimiento quirúrgico.
psychoanalysis	Necesita psicoanálisis, que es un tipo de análisis hecho por un psiquiatra.
psychological testing	Necesita pruebas psicológicas, que son examenes realizados por un psiquiatra o un psicólogo.
puncture, lumbar	Necesita una punción lumbar, que es una punción o perforación en la región de la espalda baja para analizar el liquido que rodea la médula espinal y el cerebro.
radiography	Necesita una radiografía, que es una imagen de rayos "X".
radiotherapy	Necesita radioterapia, que es un tratamiento mediante radiaciones.
resection	Necesita una resección, que es la extirpación quirúrgica parcial o total de un órgano o tejido.
resuscitation	Necesita resucitación, que es el restablecimiento de la vida de un sujeto aparentemente muerto o quien no tiene signos de vida.

retrograde urography	Necesita una urografía retrógrada, que es una radiografía del aparato urinario usando medio de contraste realizada en sentido retrógrado, de las vejiga hacia los riñones.
root canal	Necesita tratamiento de canales o endodoncia, que es un tratamiento de la raíz del diente.
spinal tap	Necesita una punción lumbar, que es una punción o perforación en la región de la espalda baja para analizar el liquido que rodea la médula espinal y el cerebro
stabilization	Necesita estabilización, que es la creación de un estado estable.
sterilization	Necesita una esterilización, que es un procedimiento que hace incapaz a un individuo para concebir familia.
stitches	Necesita puntadas.
surgery	Necesita una cirugía.
surgery, abdominal	Necesita una cirugía abdominal, que es una cirugía de los órganos abdominales.
surgery, dental	Necesita una cirugía dental.
surgery, elective	Necesita una cirugía electiva o cirugía que no es de urgencia.

surgery, micro-	Necesita microcirugía, que es una cirugía delicada, realizada a través de un microscopio.
surgery, orthopedic	Necesita cirugía ortopédica, que es una cirugía de los huesos y las articulaciones.
surgery, pelvic	Necesita una cirugía pélvica, que es una cirugía de los órganos pélvicos.
surgery, plastic	Necesita una cirugía plástica, que es una cirugía muy fina con el objetivo de mejorar la apariencia.
surgical procedure	Necesita un procedimiento quirúrgico.
test	Necesita una prueba, que es un método de examen o de análisis.
tomography	Necesita una tomografía, que es un examen de secciones del cuerpo o de un órgano, en particular usando una computadora.
tomography, computerized axial	Necesita una tomografía axial computarizada, que es un examen de secciones del cuerpo o de un órgano usando una computadora
transplantation	Necesita un trasplante, que es la implantación de un órgano en buen estado, proveniente de otro individuo, para reemplazar un órgano que no está funcionando.

treatment, laser	Necesita un tratamiento con láser, que es un tratamiento con una luz especial.
tubal ligation	Necesita una ligadura de trompas, que es una ligadura de las trompas de Falopio de una mujer para que ya no pueda tener familia.
ultrasound	Necesita un ultrasonido, que es una imagen producida por el rebote de ondas de sonido de alta frecuencia al chocar contra órganos y fluidos presentes en el cuerpo.
ultrasound, abdominal	Necesita un ultrasonido abdominal, que es una imagen de los órganos abdominales producida por el rebote de ondas de sonido de alta frecuencia.
ultrasound, pelvic	Necesita un ultrasonido pélvico, que es una imagen de los organos pélvicos producida por el rebote de ondas de sonido de alta frecuencia.
urography	Necesita una urografía, que es una radiografía del aparato urinario usando medio de contraste.
urography, retrograde	Necesita una urografía retrógrada, que es una radiografía del aparato urinario usando medio de contraste realizada en sentido retrógrado, de las vejiga hacia los riñones.
vasectomy	Necesita una vasectomía, que es una ligadura de los tubos del hombre para que ya no pueda tener familia.
venous doppler	Necesita ultrasonido, que es una imagen de las venas producida por el rebote de ondas de sonido de alta frecuencia.

Symptoms

Begin Audio

Gastrointestinal

abdominal heaviness	pesadez en el abdomen
ache, stomach	dolor del estómago
appetite	apetito
black stool	excremento negro
bloated	distendido(a) por gases
blood in the stool	sangre en el excremento
bloody stool	sangre en el excremento
bowel movement	movimiento de los intestinos
burp	eructo
changes in stool color	cambios de color en el excremento
constipated	estreñido(a)
cramps (abdominal)	retorcijones, cólicos
dark stool	excremento oscuro

diarrhea	diarrea
expel gas, to	sacar gases, echar un pedo, tirar un pedo
fart	pedo
flatulence	flatulencia
flatus	flato
food problems	problemas con comidas
food that cause pain	comidas que le causan dolor
foods that stick in the throat	comidas que se atoran en la garganta
gas in the stomach	gas en el estómago
heartburn	agruras, ardor epigástrico
hematemesis	hematemesis, vómito de sangre
indigestion	indigestión
irregular movement	movimiento irregular
jaundice	ictericia
melena	melena, excremento con sangre
movement of the intestines	movimiento de los intestinos

nausea	náusea, asco, basca, ganas de vomitar
nauseated	estómogo revuelto
nauseated, to be	tener náuseas
nauseated, to feel	tener náuseas
problems defecating	problemas para pasar las heces
pyrosis	pirosis, ardor de estómago
queasy	nauseabundo(a), propenso al vómito
regurgitation	regurgitación
stomach gas	gas en el estómago
stool, black	excremento, heces negras
stool, bloody	sangre en el excremento
stool, change in color of	cambio de color del excremento
stool, dark	excremento oscuro, heces oscuras
upset stomach	estómago revuelto

Cardiovascular

crushing	aplastante
crushing pain	dolor aplastante
diaphoresis	diaforesis, sudor abundante
irregular heartbeat	latidos cardíacos irregulares
orthopnea	ortopnea
pain with exertion	dolor con esfuerzos
pain, chest	dolor en el pecho
palpitations	palpitaciones, sensación de latidos cardíacos rápidos
pressure, chest	presión en el pecho
problems climbing stairs	problemas para subir escaleras
problems sleeping flat	problemas para dormir plano
radiation of pain to your back	radiación de dolor a su espalda
rapid heartbeat	latidos cardíacos rápidos
sleeping flat	dormir sin almohada

swelling of the ankles	hinchazón en el tobillo
syncope	síncope, desmayo, desvanecimiento
tightness of the chect	presión en el pecho

Dental

bleeding gums	encías sangrantes
bloody gums	encías sangrientas
changes in skin color	cambios en la coloración de la piel
chapped lips	labios agreitados
dental pain	dolor en los dientes
sore gums	encías dolorosas
sore molars	dolor de muelas, odontalgia
swelling of the gums	hinchazón en las encias

Extremities

arthralgia	artralgia, dolor de las articulaciones
back pain	dolor de espalda

fractured	fracturado(a), quebrado(a), roto(a)
bruised	moreteado(a), amoratado(a)
cold hands	manos frías, manos húmedas
cramping of the legs	calambres en las piernas
cut	cortada
ingrown nail	uña enterrada, uña encarnada
joint swelling	agrandamiento de las articulaciones
joint pain	dolor de las articulaciones
joint swelling	hinchazón en las articulaciones
knot	nudo
leg cramping	calambres en las piernas
muscle pain	dolor de los músculos
muscle weakness	debilidad en los músculos
move the arms or legs	mover sus brazos o piernas
problems walking	problemas para andar
problems with the back	problemas con la espalda

problems with spinal column: problemas con la columna vertebral

spasm espasmo

swelling of the lymph nodes ganglios inguinales inflamados

Endocrine

feel colder than others sentir más frío que otras personas

polydipsia polidipsia

polyphagia hambre excesiva y persistente

polyuria poliuria, orina excesiva

thyroid gland problems problemas con la glandula tiroides

General

ache dolor

aching (all over) cuerpo adolorido; cuerpo cortado

allergy to pollen, dust, or animals reacción alérgica al pollen o al polvo

animal allergy reacción alérgica a los animales

bad mal, malo(a)

bleeding	sangría, hemorragia, desangramiento,
bother	molestia
burning	ardor, quemazón, ardoroso(a), ardiente
burning feelings	sensaciones ardorosas
chills	escalofríos
cold	frío, frío(a)
collapse	colapso, caída rápida
congestion	acumulación excesiva de fluido
cramps (general)	calambres
debility	debilidad
decrepit	decrépito(a)
delirious	delirante
deterioration	deterioro, empeoramiento
discomfort	malestar, incomodidad
disorder, physical	malestar
dizziness	mareos

dizzy	mareado(a)
dripping	salida de gotas, pringas
dumb (speech)	mudo(a)
dust allergy	reacción alérgica al polvo
exertion	esfuerzo
exhausted	agotado(a)
exhaustion	agotamiento
faint	desmayo, desfallecimiento
fainting spells	desmayos, desfallecimientos
fall	caída
fatigue	fatiga, cansancio, fatigado(a)
feeble	débil
feeling colder than others	tener más frío que otras personas
feeling warmer than others	tener más calor que otras personas
feelings, burning	sensaciones de ardor
fever	fiebre, calentura

fever, persistent	fiebre persistente
fit (attack)	ataque, acceso
flaccid	flácido(a), laxo(a), flojo(a)
flushing	bochorno
gain of weight	subir de peso
glands swollen in the groin	ganglios inflamados en la ingle
good	bueno(a), buen
grievance	molestia
handicapped	lisiado(a), con un impedimiento físico
hard	duro(a)
hardship	dificultad
healthy	sano(a), saludable
hot flushes	bochornos, calores
hot sensations	bochornos, calores
hunger	hambre
hurt	lastimado(a)

ill	enfermo(a)
inflamed	inflamado(a)
inflammation	inflamación
injured	lesionado(a)
insensibility	insensibilidad
intense	fuerte, intenso(a)
intensely	intensamente
intractable	intratable (m/f), huraño(a)
irregular	irregular
irritating	irritante, molesto(a)
leak	goteo
leakage	goteo
lethargic	letárgico(a), relativo a letargo
lethargy	letargo, indiferencia
limp	lisiado(a), que cojea al caminar
loss of weight	bajar de peso

meningitis	meningitis
mild	suave
moderate	moderado(a), contenido(a)
molestation	molestia
night sweats	sudores por la noche
nuisance	molestia
numb	entumido(a), entumecido(a)
numbness	adormecimiento, entumecimiento
offensive	ofensivo(a), agresivo(a)
oily	aceitoso(a), grasoso(a)
pain	dolor
pain, sharp or caustic	dolor punzante o mordaz
painful	doloroso(a)
pale	pálido(a)
paleness	palidez
persistent fever	fiebre persistente

photosensitivity	fotosensibilidad
physical disorder	malestar
pollen allergy	alergia al polen
pressure-like	como presión
prick	pinchazo, picadura
prickly	espinoso(a), quisquilloso(a)
problem	problema
problem caring for yourself	cuidarse a si mismo
problems with blood	problemas con la sangre
problems with hormones	problemas con las hormonas
reaction	reacción
regular	regular
severe	severo(a)
severity	severidad
sick	enfermo(a)
sigh	suspiro, susurro

sleepy	somnoliento(a)
slowly	despacio, lentamente
somnolence	somnolencia
spontaneous	espontáneo(a)
stabbing	dolor punzante
stiff	tieso(a)
stinging	que arde
straining	con esfuerzos
subjective	subjetivo
sweats	sudores
sweats, night	sudores por la noche
sweaty	sudoroso(a)
swollen	hinchado(a)
swoon	desmayo
symptom	síntoma
symptomatic	sintomático(a)

symptomatology	sintomatología
take care of yourself, to	cuidarse a sí mismo(a)
tightly	apretadamente
tightness	tensión, tirantez
tingling	hormigueo
tired	cansado(a)
tremor	tremor, temblor
uncomfortable	incómodo(a), desconsolado(a)
unconscious	inconsciente
unconsciousness	inconsciencia, insensibilidad
vertigo	vértigo, trastorno del equilibrio
warmer than others, feeling	la sensación de tener más calor que otros
weak	débil, sin fuerzas
weakness	debilidad
weakness in one area of the body	debilidad en un área del cuerpo
weight, gain of	subir de peso

weight, loss of	bajar de peso
weightloss	pérdida de peso
well	bien
well, unusually	inusualmente bien
worsening	empeoramiento, desmejoría

Genitourinary

anovulatory cycles	ciclos anovulatorios
bloody urine	sangre en la orina
burning, urinary	ardor al orinar, quemazón al orinar
changes in color of urination	cambios de color en la orina
changes in frequency of urination	cambios en la frecuencia de orinar
cold in the womb	frío en la matriz
cramps (menstrual)	cólicos
cramps (muscule)	calambres
difficulty starting the stream	dificultad al empezar el flujo

difficulty stopping the stream	dificultad para detener el flujo
difficulty urinating	dificultad al orinar
discharge from the penis	salida de pus por el pene
discharge from the vagina	flujo vaginal
dribbling	goteo
dribbling after urination	goteo después de orinar
frigidity	frigidez, insensibilidad sexual
get up at night more than once, to	levantarse por la noche más de una vez
get up at night to urinate more than once , to	levantarse por la noche más de una vez para orinar
hematuria	hematuria, orina sanguinolenta
hot (sexually)	caliente, exitado sexualmente
itching of the penis	comezón en el pene o picazón en el pene
itching of the vagina	comezón en la vagina o picazón en la vagina
libido	libido, deseo sexual
loss of sexual desire	pérdida de deseo sexual
menstrual pain	dolor menstrual, dolor durante la regla

ovarian pain	dolor en los ovarios
pain with sexual intercourse	dispareunia, dolor durante el sexo
penile discharge	salida de pus o secreción por el pene
penile sores	llaga en el pene, úlcera en el pene
poor urinary control with coughing or laughing	poco control de la orina cuando tose o se ríe
poor urinary flow	pobre o escaso flujo al orinar
problems, genital	problemas con las partes genitales
raped	violado(a)
sexual desire	deseo sexual
tension, premenstrual	tensión premenstrual
urgency	urgencia
urgency to go to the bathroom	urgencia para ir al baño
urinary pain	dolor cuando orina
uterine pain	dolor en la matriz, dolor en el útero
vaginal sores	llaga en la vagina, úlcera en la vagina
violated	violado(a)

Verbs

Begin Audio

anesthetize	anestesiar
arrange	arreglar
bathe oneself	bañarse
bear down	deprimir
bear down, push, shove (with some effort)	pujar
beat (such as the heart)	latir
begin	comenzar, empezar
bend	inclinar
bend oneself over	agacharse
bend, fold	doblar
bite	morder
bleed	sangrar
blow	soplar
break (such as a bone)	quebrar

breathe	respirar
bring	traer
can, be able to	poder
care for, put away	guardar
check	chequear
close	cerrar
come	venir
cough	toser
count	contar
cover (such as in one's eyes or face)	tapar
cover an object	cubrir
cover oneself (such as with a blanket, shawl, etc.)	cubrirse
cross	cruzar
cry	llorar
curl	enrollar
dangle, hang	colgar

die	morir
do, make	hacer
eat	comer
elongate, straighten	elongar
examine	examinar
extend	extender
extract	extraer
feel (personal emotion)	sentirse
feel (an object)	sentir
finish	terminar
follow up	dar seguimiento
fracture	fracturar
frown	fruncir el ceño
give little hits (percuss)	dar golpecitos
go	ir
go down	bajar

grip	agarrar
have	tener
have (auxilliary verb)	haber
hear	oír
hold (such as one's breath), bear	aguantar
imitate	imitar
indicate	indicar
inflate	inflar
introduce (such as a finger, catheter, speculum, etc.)	introducir
jump	brincar
keep	mantener
lay oneself down	acostarse
leave in place, abandon	dejar
lift (such as a body part or other object)	levantar
lift oneself	levantarse
listen	escuchar

live	vivir
look at, watch	mirar
make a fist	empuñar
move	mover
move oneself	moverse
must, ought	deber
need	necesitar
obtain	obtener
open	abrir
order, put in	ordenar
palpate	palpar
percuss	percutir
permit, allow	permitir
prefer	preferir
prescribe	recetar
press (a button)	oprimir

pull	jalar
push away	empujar
put	poner
put into	meter
put on oneself, dress	ponerse, vestirse
put to sleep	adormecer
read	leer
recheck	reconsultar
refrain, abstain	abstenerse
relax	relajarse
remove	quitar
remove from oneself, undress	quitarse
rest	descansar
return	regresar
rinse	enjuagar
save	salvar

say, tell	decir
see	ver
show	mostrar
sit oneself down	sentarse
smell	oler
smile (oneself)	sonreirse
speak	hablar
spit	escupir
spray	rociar
squeeze	apretar
stand	pararse
stand on, go up onto	subirse
stare, fix upon	fijar
stay or keep in position	quedar
stay or keep oneself in a position	quedarse
stop	parar

straighten	enderezar
straighten, stretch (such as a muscle)	estirar
swallow	tragar
take (food, alcohol, medicines)	tomar
take away	llevar
take out	sacar
teach, show	enseñar
touch	tocar
turn oneself	voltearse
turn oneself around	darse vuelta
twist, turn	girar
walk	caminar
want	querer
weigh	pesar
whisper	susurrar
worry oneself	preocuparse

Notes:

Notes:

Notes:

Notes:

Made in the USA
Columbia, SC
03 March 2018